病いと暮らす

二型糖尿病である人びとの経験

細野知子

新曜社

目次

序章 二型糖尿病の研究史と課題

1　二型糖尿病とともに暮らす人びとの世界
――入院をくり返す「常連さん」との出会い

私が看護師として地方の総合病院で循環器内科病棟に勤務していた頃、病棟には二型糖尿病の治療で入院をくり返す「常連さん」がいた。

Aさんは六〇歳前後の女性で、二型糖尿病の経過が長く、複数の糖尿病性合併症を発症して入院をくり返していた。血糖コントロールが悪くなり、合併症が進んでしまって、退院から一か月も経たないうちに入院することもあった。私が勤務していたあいだには、合併症の一つである冠動脈疾患で大動脈バイパス術を受けていた。病棟でともに働く主治医と看護師たちは、Aさんが入院するたびに、何とか入院の間隔を延ばせるよう、糖尿病用の宅配食の手配や家族への協力依頼など、あれこれと策を練って治療やケアにあたっていた。しかし、そうしたスタッフの努力にもかかわらずAさんは退院しては、すぐに入院してくるのであった。Aさんは病棟ではおなじみの「常連さん」で、入院してくるたびに、私たち看護師とAさんは「またーっ！」と互いに苦笑したものだった。Aさんは、主治医や看護師から時に厳しく指導を受けて体調が改善しても、具合が悪くなればいつも受診してきた。退院する姿を見送る私たちは、彼女の血糖コントロールがうまくいくことを願いつつ、次はどれくらいで戻ってくるのだろうかとも思っていた。そして、たいてい予想通り戻ってきたAさんに、またいつものように苦笑し頭を悩ませるのであった。

Bさんは七〇歳台くらいで、二型糖尿病歴の長い人であった。Bさんも度々入院してくる「常連さん」だった。いつもあめ玉やキャラメルをほおばり、ゴミ箱にはその包み紙が躊躇なく捨てられていた。私が夜勤で巡視していると、Bさんのベッドの辺りで、ガサガサと音がしたことがあった。カーテンの中を覗いてみると、Bさんが暗闇の中でテーブルの引き出しを開けて甘いものを探しており、私はBさんに注意した。Bさんはこのようなエピソードに事欠かず、孫のような年齢の看護師たちに厳しく注意されても怒ることもなく笑って聞き流していた。Bさんは糖尿病網膜症があって視力が低下していたため、血糖測定やインスリン注射をする時には、やけにずり落ちる古い拡大鏡をかけ、私たちから見ると危なっかしい手つきだが、慣れた様子で針を刺していた。注射の手順や消毒の仕方も随分自己流で何度か注意したが、変わることはなかった。私たち看護師は、同居している家族に注射をしてもらうことも検討したが折り合いがよくなく、Bさんはそのまま自己注射を続けていた。Bさんへのかかわりも成果が出ないようで難しかったが、Bさんはどこか憎めない感じがして、通りかかればつい声をかけてしまう患者さんだった。

医療者にとってみれば、AさんやBさんは医療者に指導されたことを守らず、病状管理ができない「問題」のある患者である。最近は用いられなくなったが、古い文献ではこうした人たちを「てこずり患者」（内潟 2003）と呼んでいる。現在では問題ある表現だが、医療者の感覚を如実に表現しているだろう。病棟にはくり返される入院に呆れたり、無力感を覚えたりするスタッフもいた。私自身もAさんやBさんを「問題」のある患者さんだと思っていたが、人懐っこいAさんやBさんに、毎度「やれやれ」とかかわることが嫌ではなかった。医療者にしてみれば驚き、嘆くようなことを平然とやってのけ、ニコニコしている。私たちの期待をいとも簡単に裏切る姿、それでもいつも私たちのところにやって来てくれる姿が私を惹きつけ、「さあ、次はどうしようか。」と腕まくりでもするように「問題のある患者」さんの次なる対策に頭をひねっていたのだった。今でも顔が浮かぶ愛しき「常連さん」たちである。

こうした臨床経験を経た後、私は大学院の修士課程に進み、「問題のある」糖尿病患者さんがいったいどんな（ひどい）生活をしているのかを研究してみたい、と主指導教授であった佐藤登美先生に相談したところ、「そりゃあ、患者さんたち、かわいそうだよー。」と言われてしまった。医療者は糖尿病患者を専門的知識に基づいて理解しながら患者の生活の良し悪しを評価し、悪ければ介入して良い方向に導こうとするのが基本的な姿勢である。血糖コントロールが悪い患者であれば、改善すべく対処するのが医療者の務めであり、病院の「常連さん」をつくらないことが一般的な医療では大事なはずである。佐藤先生によれば、それは「かわいそう」だというのだ。私は驚いてしまった。かわいそうなのは、期待を裏切られることが多い看護師の方ではないのか。医学や看護学は科学的根拠（エビデンス）に基づいていることが必須であり、看護過程に則って患者の問題を明確化し、解決を図ることこそ看護の使命と信じていた私には、大学院のゼミで佐藤先生から示唆される考え方はよくわからなかった。

患者を治療するための医学では、因果関係に基づく一般化可能な法則を発見し、原因をできるだけ排除して治癒や改善を図る。また看護過程では、患者の情報をアセスメントし、解決可能な問題を明確化しながら、そのための介入を計画・実施・評価する（佐藤 1986a; 医療情報科学研究所 2020

など）。看護過程は基礎教育に組み込まれ、看護師は学生時代からこの問題解決思考に則って患者さんの看護を実践している。看護師には問題解決を図る思考枠組みが染みついているのである。しかし、佐藤先生と出会い、私はこれらの思考を初めて問いなおすことになった。当時の講義メモを見ると、「分析」とは何かが書かれている。「分析」では、分析する側は分析対象の外から観察し、対象を細かく分けることによって知ろうとする。あたりまえに行っていた「分析」という思考を問うたことなどなかった私は、患者の状態を「分析」する際に主客が分かれた関係となって、全体的な存在である患者を細分化して理解していたことを学んだ。加えて、「問題」という概念も改めて問いされた。看護過程では解決を図るために患者の「問題」を設定する。それは看護援助によって解決を図ることができるように設定する操作可能な問題である。しかし、G・マルセルによれば、人間における「問題」とは、客観的思考によって「私の前」（Marcel 1944/1966: 214）に置かれて解決されるようなもの――「問題（Problème）」（Marcel 1944/1966: 213）――ではなく、私自身がその問題へとかかわり、私が「それのうちにある」（Marcel 1944/1966: 216）ような、「問題の世界を超えたところで行われる」もの――「秘義（Mistère）」（Marcel 1944/1969: 213）なのである。看護過程では、看護師側が患者の病いを客観化できるよう problème として扱うのに対し、本人の場合「それがまさしく〝私〟に生じている事態でもあり、mistère として問われざるを得ないし、また、まさにそのように経験している」（佐藤 1986b: 1237）のである。私は、「分析」や「問題」など、それまで自明だと考えていた概念や、これらの概念によって見えていたものの見方が果たして正しかったのかと考えるようになった。佐藤先生が仰ることの意味や、臨床での看護を見つめなおしていくうちに、自分は因果関係でものごとを捉える医学的（自然科学的）な見方を当然なもの、正当なものとしていたことがわかってきた。そして、因果関係に基づき一般化された科学的根拠だけのケアは「病いとともにある生活」を支えるには限界があることや、病む人にとって医療は時に権威をふりかざすものであること、決して問題解決だけが優れたケアではなく、病む人の弱さをそっと手当てするようなケアのあり方を粘り強く探り出さねばならない、といったことを考えるようになっていった。

そもそも、糖尿病を患う人の「生活」を、血糖値の上昇の「原因」とその「結果」としての血糖値に分けて科学的にアセスメントし、原因となる食行動や病気への知識の乏しさを解決させる看護介入を実施することで、病む人の問題が解決できたかを評価する見方は正しいのだろうか？ それまで、看護師として正しいと信じていた自分の見方は、問題解決思考に頼りすぎていたのかもしれない。私は、なかなか治療への取り組みが変わらなかった「常連さん」を改善すべき対象として捉えており、その人が見ている世界を理解しようとしていなかった。看護師側の見方だけで患者さんの「問題」をとらえて看護介入をしても、看護する側の「問題」の設定が患者さんの経験している生活と合致していなければ介入の効果は出るはずがない。ましてや、生活への「介入」だなんて随分と傲慢な姿勢である。だから、佐藤先生は、看護師（私）に一方的に生活を「問題視」され「介入」される糖尿病患者さんたちに「かわいそう」と同情したのだ。

2　糖尿病をめぐる動向と政策

糖尿病は、「インスリン作用の不足に基づく慢性の高血糖状態を主徴とする代謝性疾患群」であり、「原因は多様であり、その発症には遺伝因子と環境因子がともに関与する」疾患である（日本糖尿病学会 2022: 14）。「糖尿病患者の代謝異常は軽度であればほとんど症状を現さない」ため、「患者は糖尿病の存在を自覚せず、そのため長期間放置されることがある」が、「代謝異常が長く続けば、糖尿病特有の合併症が出現する」（日本糖尿病学会 2020: 1）。糖尿病合併症が発症すれば、網膜、腎、神経を代表とする多くの臓器の機能・形態に異常をきたし、その結果、引き起こされる失明、透析治療、下肢切断などによって生活は著しく変化することになる。また、それらの治療による経済的な負担も増加することになる。

糖尿病の有病者は、世界規模で爆発的に増加している。国際糖尿病連合（ＩＤＦ：International Diabetes Federation）によると一九八〇年に一億八〇〇万人であった世界の成人の糖尿病有病者は、二〇二一年には五億三七〇〇万人に達した（IDF 2021）。糖尿病の大半を占める二型糖尿病の増加の一因には、一九七五年以降急速に増加してきた世界の肥満人口がある。また、糖尿病有病者は、高所得国よりも低・中所得国での増加が著しく（WHO 2016）、高所得国に特有の疾患というかつての認識は変化してきた。ＷＨＯは、生活習慣を中心とする非感染性疾患（ＮＣＤｓ：noncommunicable diseases）[1]の一つに糖尿病を位置づけ、国家的に取り組むべき重要な問題とした（WHO 1998）。喫煙、過度なアルコール摂取、運動不足、好ましくない食習慣などの日常生活因子、高血圧、高血糖、肥満、脂質代謝異常などの身体的因子、うつ病、不安、急性・慢性ストレスなどの社会的・精神的因子と関連が深いＮＣＤｓは、これらのリスクを取り除けばほとんどが予防可能とされる（WHO 2011）。現在、ＷＨＯによるDevelopment of an Implementation Roadmap 2023-2030のもとでＮＣＤｓによる早期死亡数の二五％減少（二〇三〇年には三三・二％）、アルコール過剰摂取の一〇％減少（同二五％減少）、二型糖尿病と肥満増加抑制など、九項目の目標が掲げられ、各国政府において総合的に取り組まれてきている（WHO 2021）。また、これに先立ってＩＤＦが主導してきた運動により、二〇〇六年には国連総会が「世界糖尿病デー（World Diabetes Day）」を採択した（United Nations 2007）。インスリンを発見したカナダのバンティング博士の誕生日である一一月一四日を「世界糖尿病デー」と制定し、世界各国が啓発キャンペーンを展開して国家的見地から糖尿病予防、治療および保健医療対策を実施してきている。

日本の「平成二八年国民健康・栄養調査」では、二〇歳以上の「糖尿病が強く疑われる者」、つまり糖尿病有病者は一〇〇〇万人を超え過去最多となった（厚生労働省 2017）。また二〇一九年時点では糖尿病の治療を受けている人は「糖尿病が強く疑われる者」のうち七六・九％であり、四〇歳代の割合が四六・二％（男性五七・一％、女性三三・三％）と低いが、多くの人たちが糖尿病治療を受けている（厚生労働省 2020）。世間では、糖尿病患者は寿命が一〇年短くなる、さまざまな合併症を引き起こす、などのマイナスイメージを煽る情報があふれている（清野 2020）。ところが、近年、糖尿病医療は飛躍的に進歩し、糖尿病患者の平均余命は糖尿病ではない人と比較しても大差がないと報告されるようになった（Goto et al. 2020）。

日本の健康増進に対する取り組みは、「国民健康づくり対策」として一九七八年から数次にわたって行われてきた。昨今の糖尿病対策は、二〇〇二年に制定された「健康増進法」に法的基盤をもつ「第四次国民健康づくり対策」（二〇一三〜二〇二二年度、二〇二一年八月に二〇二三年度まで延長）（厚生労働省 2021）、いわゆる「健康日本21（第二次）」での一連の取り組みのもとにある。先述したＷＨＯのＮＣＤｓ対策とも連動し、二〇一三年からの「健康日本21（第二次）」では、一〇年間を目途に新たな目標が設定された。具体的には、糖尿病の一次予防として「糖尿病有病者の増加の抑制」などが、二次予防として「治療継続者の割合の増加」「血糖コントロール指標におけるコントロール不良者の割合の減少」、三次予防として「糖尿病腎症による年間新規透析導入患者数の減少」が目標に掲げられた（厚生労働省告示第四三〇号 2012）。厚生労働省は、二〇一一年度から「健康寿命をのばそう」をスローガンにした「Smart Life Project（スマート・ライフ・プロジェクト）」[2]を立ち上げ、企業・団体・自治体と協力・連携しながらこの国民運動を推進している（厚生労働省健康局総務課生活習慣病対策室 2011）。こうした取り組みが進められる中、「健康日本21（第二次）」の中間評価では糖尿病有病者数は二〇一六年度にすでに二〇二二年度目標値に到達し、今後の高齢化の進展を上回る有病率の低下が必要と評された（厚生科学審議会地域保健健康増進栄養部会 2018）。スマート・ライフ・プロジェクトでの四つのテーマ（運動、食生活、禁煙、健診・検診の受診）の取り組みをさらに推進して、糖尿病の一次予防、二次予防、三次予防の各段階におけるシームレスな対策をとる必要があり、同最終評価報告書素案においては、成果の出ている取り組みを事例集として取りまとめたほか、さらなる推進が図られることとなった（厚生労働省 2022）。

このように、糖尿病医療においては、多くの人たちが治療を受け、医療の進歩によって糖尿病者の平均余命が延伸したという朗報が聞かれるようになった。同時に、保健政策では、世界的に糖尿病や糖尿病合併症の発症・進展の予防が自明の目標となり、諸対策によって国民生活をさまざまに導いている。

3 「生活習慣病」としての二型糖尿病

WHOによるNCDsの概念やわが国での「健康日本21」にも見るように、糖尿病、とりわけ二型糖尿病は、「生活習慣病」として捉えられてきた。そこで、わが国の保健医療政策における「生活習慣病」の概念導入の歴史から、社会での二型糖尿病の捉え方や位置づけを概説する。

一九五八年の死因の上位は、脳血管疾患、がん、心臓病といった慢性疾患が占め、それまで主流であった結核などの感染症による死因から変化するようになった。一九五七年には、厚生省（現・厚生労働省）の第一回成人病予防対策協議連絡会において、これらを「四〇歳前後から急に死亡率が高くなり、しかも全死因の中でも高位を占め、四〇～六〇歳くらいの働き盛りに多い疾患」とみなし「成人病」という用語の使用を提唱した。その後、検診による早期発見を中心とする成人病対策が重視されるようになり一九八二年には、老人保健法の制定による基本健康診査やがん検診など成人病検診の充実が図られた（塚原 1997）。

時代を同じくして、ブレスローらは、生活習慣と身体的健康度を調査し、睡眠、朝食、間食、飲酒、喫煙、運動、肥満の七つのライフスタイル、いわゆる「ブレスローの七つの健康習慣」が身体的健康度と関連していることを報告した（Belloc & Breslow 1972）。次いで、一九七四年のラロンドの報告では、治療医学や医療制度よりも環境やライフスタイルが健康問題の解決に寄与すると評価した（Lalonde 1981）。また、Framingham研究をはじめとする大規模前向き研究で、喫煙などが生活習慣の危険因子であることが明らかにされ、生活習慣と健康問題との関係のエビデンスが蓄積されていった。そこで、一九九六年には、厚生大臣の諮問機関である公衆衛生審議会成人病難病対策部会（大谷藤郎部会長）より厚生大臣へ「生活習慣に着目した疾病対策の基本的方向性について」（公衆衛生審議会成人病難病対策部会 1996）が意見答申され、それまで用いられてきた「成人病」に変わる名称が導入された。そこでは、「早期発見・早期治療」の観点から勧められてきた「成人病」対策を見直し、病気の予防に重点を置くために、「生活習慣の改善により疾病を予防できるという認識を国民に醸成し、行動に結びつけていく必要性がある」ことなどを鑑みた「生活習慣病」という用語が提示されたのであった（塚原 1997; 日野原 1998）。つまり、「加齢」という要素に着目した「成人病」から、「生活習慣」という要素に着目して捉えなおし（公衆衛生審議会成人病難病対策部会 1996）、その後の疾病対策の基本的方向性が公的に定められたのである（厚生労働省発健医第一一五号 2000）。

公衆衛生審議会（1996）においては、「生活習慣病」という概念の導入にあたり、諸外国の状況も参照していた。例えば、アメリカの「Chronic Disease（慢性疾患）」、イギリスの「Life-Style

Related Disease（生活様式関連病）」、フランスの「maladie de comportement（生活習慣病）」、ドイツの「Zivilizationskrankheit（文明病）」やスウェーデンの「välfärdsajukdomar（裕福病）」などが挙げられている。そして、わが国で生活習慣に着目した疾病の呼称として、すでに国内で提唱されていた「習慣病」（日野原 1998）、「生活習慣病」（川久保 1990）から、「食習慣、運動習慣、休養、喫煙、飲酒等の生活習慣が、その発症・進行に関与する疾患群」として「生活習慣病（life-style related disease）」が定義づけられた。但し、疾患の発症には「生活習慣要因」のみならず、「遺伝要因」「外的環境要因」など、個人の責任に帰することのできない複数の要因が関与していることから「病気になったのは個人の責任」といった疾患や患者に対する差別や偏見が生まれる恐れがあるという点に配慮する必要があるとも述べられている（公衆衛生審議会成人病難病対策部会 1996）。また、「成人病」や「生活習慣病」といった日本特有の造語は医学用語ではなく行政用語であり、必ずしもその医学的定義が明確でないこと（杤久保 1999）、ファジーな概念であること（佐藤 2002）も指摘されていた。

日野原の活動について言及すれば、「生活習慣病」が保健医療政策に導入される二〇年近く前から、自身の人間ドックの経験と健康教育への関心に基づいて、「成人病に代わる『習慣病』という言葉の提唱と対策」という論説を発表するなどして社会に警鐘を鳴らしてきた。また、日野原は、医師中心の医療ではなく、患者中心の医療にすることも目指し、患者が受け身になるのではなく、健康を自主管理していくようなあり方にしていくことも主張し、さまざまな活動を実践してきた（日野原 1998）。

既述したように、「生活習慣病」という概念は二〇〇〇年以降の「健康日本21」の主幹をなし（厚生労働省発健医第一一五号 2000）、超高齢化・少子化社会を迎えている現在においてすっかり浸透している。現在では、一次予防にさらに重点が置かれ、二〇〇八年からはその一環として内臓脂肪の蓄積を表す指標としてウエスト周囲の長さから捉える「メタボリックシンドローム」の概念が導入され、二〇〇八年からは「メタボリックシンドローム」に照準を絞った特定健診・特定保健指導の制度が始まった（厚生労働省 2007）。こうした生活習慣病対策は、すべての年齢を対象にして健康づくりに関する普及啓発を行い将来の生活習慣病発症予防を狙うポピュレーションアプローチと、メタボリックシンドロームの該当者・予備群が増える四〇歳以上の者に特定健診・特定保健指導を行うハイリスクアプローチが組み合わされて実施されている（厚生労働省 2020）。上記のように、国家的に生活習慣病はリスクとして扱われ、国民すべてに生活習慣病発症予防に向けた生活を送るメッセージが発信されている。

さらに、世界に先駆けて超高齢社会を迎える日本において健康長寿社会の形成に向かう「健康・医療戦略」（内閣官房健康・医療戦略推進本部 2014）では、「未病」の概念の普及が取り組まれている。健康医療政策で「未病」が初めて記載されたのは一九九七年の厚生白書であり（厚生省 1997）、それは「健康と病気を『二分論』の概念でとらえるのではなく、心身の状態は健康と病気の間を連続的に変化するものとして捉え、この全ての変化の過程を表す」概念である（内閣官房健康・医療戦略推進本部 2014）。同戦略によれば、「予防」が「個別具体的な疾患の発症を防ぐこと」であるのに対し、「未病を治す」とは「特定の病気を予防するのではなく、心身全体をより健康な状態に近づけること」である。「西洋医学の二元的健康論とは異なる東洋医学の一元的健康観」を背景にした「未病」の概念は、個別具体的な疾患の予防を念頭に置いた「生活習慣病」や「メタボリックシンドローム」の概念とは思考の枠組みが異なるが、よりよい健康状態を目指していくという方向性は同様であり、未病産業の創出などの施策が行われている（内閣官房健康・医療戦略推進本部 2014）。このように、わが国では、健康増進のための個人の努力を社会全体が支援する体制づくりが今なお進められている。

一方で、医療社会学や医療人類学の観点から、このような予防医学は、肥満や喫煙など生活習慣病の危険因子までも医療の管理対象とし、生活や人生の医療化を促進させているという批判（佐藤 2000）や、ヘルスプロモーションや疾病予防のための保健行動、健康リスクマネジメントが孕むジレンマ（朝倉 2001）も論じられてきた。佐藤は、「生活習慣病」言説は、近代医学から初めて提示された、病気（生活習慣病）を通して健康を語るという逆説的な論理構造をもつ「健康言説」であると指摘している（佐藤 2000: 132）。佐藤によれば、「生活習慣病」言説は「医学における三つの言説構築集団――臨床医学・社会医学・国家――の領域」を「見事」に横断して構築され、「健康の個人責任化」や「病気の責任の個人化（自己責任）」という「イデオロギー的意味合い」が込められている（佐藤 2000: 135）という。「生活習慣病」への佐藤の批判的な議論は、この概念が社会通念になっている現在の日本を、保健医療政策とは別の角度から理解することを助ける。また、糖尿病専門医である杉本正毅は、二〇二〇年四月に「生活習慣病を死語にする会」を発会した。そのきっかけは、杉本が若年発症二型糖尿病当事者から「糖尿病を抱えて生きることで生まれる『生きづらさ』について当事者が集まって話し合うような場をつくりたい」と持ち掛けられたことであった。「生活習慣病」という呼称が浸透している社会では、一型糖尿病患者は「わたしたちは生活習慣病である二型糖尿病と一緒ではない！」と二型糖尿病患者にあるラベルを貼ってしまう。しかし、二型糖尿病は生活習慣だけから引き起こされるものではない。「生活習慣病」という呼称が浸透しているがゆえに生じる一型糖尿病患者と二型糖尿病患者との壁、そして、自己責任論の象徴とも言えるその言葉に杉本らは異議を唱え、「生活習慣病を死語にする会」というセンセーショナルな名前をつけて活動し、病名の改名を目指す社会運動を始めた。

成人病から「生活習慣病」へと呼称を変更し、国民自らが健康を自主管理するよう促すことが適切と考えられた一九九〇年代までの日本と、超高齢社会となり新型コロナウイルスの世界的な蔓延に見舞われた昨今の日本では、疾病構造も社会情勢も変化している。超高齢社会となった現代、六〇歳以上の糖尿病患者は男性で二五％を超え、女性では一五％近くを占める（厚生労働省 2020）。国民自ら健康を守ることができるような啓発活動はある程度必要だとしても、自己責任化に向かいやすい「生活習慣病」という政策用語がいまだ本当に必要なのか。その用語によって生きづらさを抱える糖尿病者を生み出していることをどう考えるのか。糖尿病専門医である杉本の活動は、現代日本の保健医療政策に問題提起している。また、新型コロナウイルスにみる感染症の蔓延下では、糖尿病であることは直ちに脆弱性を意味し、ワクチン接種を優先して感染から身を守らねばならない存在となる。このとき、「生活習慣病」という言葉でもって二型糖尿病の人たちを捉えることのメリットは何か。デメリットは何か。日本国民にとってすっかり浸透している「生活習慣病」という言葉、それがもたらす見方を捉えなおすときが来ているのではないだろうか。

4　糖尿病治療・ケア領域における既存の考え方

糖尿病治療・ケアでよく用いられる理論や概念を表1に示した。それらの説明を通じて、筆者の立場を示したい。

黒江（黒江 2002）によれば、一九七〇年代にセルフケアという考え方で自分の健康を維持・増進する責任を負うことが提示されてから、健康の回復も日常生活が営まれているところへと場を移した。人びとは自分の生活の中に医療（健康の回復・維持・増進）を包含していったのである。そして、慢性病者たちが生活のなかで養生法を実施できない理由を心理社会的要素に広げて捉えようとしたのが「コンプライアンス」や「アドヒアランス」であり、何とか実施できるようにするためにはどうしたらいいのかを考えたのが「セルフエフィカシー」や「エンパワーメント」であったが、これらはいずれも援助する側に立つ理論であった。そこで、生活体験や感情を含む個人史をもつ生活者としての、その人の生活のなかにどのように養生法を取り入れることができるのかを考えようとする立場が生まれ、「生活者」や「生活史」という用語が用いられるようになってきたという。また、患者と医療者の相互作用に着目し、双方の考えを尊重し合う「コンコーダンス」（Cushing & Metcalfe 2007）の概念も用いられるようになってきた。医療現場では、指示された薬剤が飲めるかどうかを服薬コンプライアンスと呼ぶことが多い。指示通りに薬を飲まないノンコンプライアンスがいかに起こるかを英国王立薬剤師会が調査した結果、ノンコンプライアンスの解決策として、患者の考えをより重視することと医療相談の重要性が示唆され、医療者と患者との相互作用という考え方を表したコンコーダンスという概念が使われるようになった（Bond 2004）。「患者中心の医療（Patient-Centered Medicine）」（Stewart et al. 2003; Mead & Bower 2000）と同様に、患者が治療に合意した

表1　糖尿病治療・ケア領域での理論

理論・モデル・概念		概　要
療養行動の実行度	コンプライアンス	医療職によって処方された養生法に対する個人の実践能力を表現（黒江ら 2002）
	アドヒアランス	生活者の視点で養生法の実施の難しさや障碍を明らかにしようと用いられた用語 「患者が治療計画の決定に積極的に参加し、決定されたセルフケア行動を遂行すること」（石井ら 1993）
行動変容の促進	多理論統合モデル（プロチャスカ，ノークロス 2010）	健康行動に関する人々の行動の段階 前熟考期・熟考期・準備期・実行期・維持期
	自己効力理論（バンデューラ 1997）	安酸（1997）らにより日本の看護に紹介 自己効力感（セルフエフィカシー）を高めるためには、遂行行動の達成、代理的経験、言語的説得、生理的・情動的状態の４つの情報がある。スモールステップ法を中心に実践で活用
	エンパワーメント	Funnell et al.（1991）が糖尿病教育に導入し、エンパワーメント教育モデルを提唱 問題や学習ニードは患者によって明らかにされる
心理的アプローチ	認知評価モデル（石井 1995）	インタビュー時に用いることで問題の認識、心配の表現を患者から引きだせる
患者と医療者の考えの一致	コンコーダンス（Cushing & Metcalfe 2007）	患者の考えと医療者の考えが一致するようにそれぞれの考えを尊重し合うこと

り、患者の見解を尊重したりするというコンコーダンスの視点が、慢性病である糖尿病治療・ケアにも取り入れられてきたのである（横山 2014）。このように近年は、医療での患者の意思決定を定着させる概念が流通するようになった。

コンプライアンスやアドヒアランス、セルフエフィカシーやエンパワーメントは、黒江の指摘通り、援助者にとって、よりよい行動変容や病状コントロールに向かうためのケアを検討するうえで重要な概念である。ところが、これらの思考には、病者の行動を客観的に把握し、解決するべき問題、変容するべき行動の追及も含み込まれている。そのため、これらの概念を通して病者の生活や行動を捉えようとすると、患者の問題は何であるのか、目標は達成できているのか、という観点が優位になりやすい。そのような病者の理解が病者の経験との開きを大きくしていったからこそ、生活者や生活史という概念への着目を生み、その当事者の目線から考えようとする動きや病者と医療者を双方向的に捉えるコンコーダンスという概念を生んだのであろう。

5　現代社会を貫く自立／自律したセルフ観

二型糖尿病は、ＷＨＯが先導するＮＣＤｓ対策、厚生労働省が遂行する国民健康づくり対策といった保健政策に組み込まれ、「生活習慣病」という呼称に見るように発症や悪化の要因を個人の生活習慣に位置づけ、今や、各自が予防を目指す思考が全国民に浸透している。そして、糖尿病を発症して治療を受け始めれば、患者としてとるべき行動が期待され、医療者は患者自身がそうした行動をとることができるように支援している。糖尿病治療やケア領域で「セルフマネジメント」や「セルフモニタリング」などの概念が汎用されている事態が映し出すように、現代の保健医療では、自立し自律的にふるまい、自己決定するセルフ観が前提になっている。

それゆえに、二型糖尿病の診断や糖尿病合併症の発症・悪化を自己責任能力の欠如とした り（清野 2020）、また患者自身がそう捉えることも珍しくない。二型糖尿病とともに暮らす人びとには、病気のことを周囲に隠し、職場の人たちに見られないようにトイレでインスリン注射を隠れて打つ人もいる。また、医療者の何気ない一言が「患者」自身の嗜好や性格に問題があると思わせてしまうこともある（和田 2020）。このように、二型糖尿病である人たちが感じる「スティグマ」も問題になってきている。社会学者ゴフマンによれば、「スティグマ」とは、「身体上の徴（しるし）」であり、その徴をつけている者の特性にどこか異常なところ、悪いところがあることを人びとに告知するために考案されたものである（ゴッフマン 2001）。スティグマを付与された人は社会的孤立や心理的苦痛に直面し、健康志向を損なうだけなく治療を遅らせることもある（黒江 2020）。二型糖尿病者の場合、「欠陥身体という感覚」「怠惰な性格への過剰な反省」「社会生活で不利とみなされる集団」というスティグマをもち、「糖尿病を隠す」などの対処をしている（中尾ほか 2015）。先に述べた糖尿病専門医、杉本による「生活習慣病を死語にする会」の発足も、糖尿病患者が抱える「生きづらさ」、つまり「スティグマ」を契機とした社会運動である。この「スティグマ」への対応として、海外では、患者の権利を擁護する「アドボカシー（advocacy）」が体系的に実践されるようになった。日本でも、二〇一九年から日本糖尿病学会と日本糖尿病協会がアドボカシー委員会を設立し、糖尿病があっても安心して生活をできる社会形成を目指し（田中・清野 2021）、糖尿病医療専門家必携の糖尿病治療ガイドでは、二〇二〇年から糖尿病治療の目標を図式化した概念図に「stigma、社会的不利益、いわれのない差別の除去」が追加された（日本糖尿病学会 2020）。また、自己管理できないことを批判する家族や医療スタッフの姿を「糖尿病警察」と呼んで当人たちの自覚を促し、一型糖尿病である人びとの「スティグマ」をひどくさせないように啓発する動きもある（稲垣・幣憲 2014）。

私たちが生きる現代社会では自律性や主体性といったセルフ観が支える「セルフコントロールの神話」が浸透し（浮ヶ谷 2004）、それに縛られるがゆえに社会での生きづらさが生じていた。そして、現在、それを解消しようとする社会づくりの一歩が踏み出されたところだ。

6　二型糖尿病とともに暮らす人の視点から

二型糖尿病を始めとする慢性の病いの経験を当事者の目線からとらえる重要性が注目され、いくつかのモデルや概念が創出されている（表2）。

慢性疾患である糖尿病者への実際の看護では、行動変容のみではなく、「折り合いをつける」ことを支援している（伊波 2014: 32）。「折り合いをつける」という概念は、「慢性状況を抱えながら生きていくときに必要になるアイデンティティの適応のプロセス」であり、「病みの軌跡」モデル

表2　当事者の視点から慢性の病いを捉えるための理論

理論・モデル・概念		概　要
病者を捉える視点	生活者	「看護が捉える生活者とは、その人の生きてきた個の歴史のなかで培われた生活習慣や生活信条をもちながら生きている人」（下村ら 2003）「患者」に対置する概念・生活の全体性を把握する主体を示す用語（黒江・藤澤・三宅 2006）
生活との折り合いのつけ方	病みの軌跡（illness trajectory）	「疾患コース全般にわたって行われる仕事の“総合的編成（total organization）”」やそれに携わっている人々への「“影響（impact）”」（ストラウスら 1987: 83）。
	折り合いをつける	「慢性状況を抱えながら生きていくときに必要になるアイデンティティの適応のプロセス」（ウグ 1995: 16-17）
慢性の病いの複雑な様相を捉える視点	慢性の病いの変動するパースペクティブモデル（The Shifting Perspectives Model of Chronic Illness）（Paterson 2001）	個人の世界における特有の機能によって「病い」が前面に出る時には「ウェルネス」が後方に退き、「ウェルネス」が前面に出る時には「病い」が後方に退く
	病気だけど病気ではない（浮ヶ谷 2004）	「病気である」「病気ではない」という事実は、生物医学の診断や社会が決定するのではなく、そうした言説に影響を受けながらも、日常生活の文脈によって構築されている

を構成している（ウグ 1995: 16-17）。これはストラウスらが提唱した枠組みであり、病院と家庭の両方における慢性疾患の管理上の問題を数年にわたって調査し、データに根ざしたグラウンデッド・セオリーによって導きだされた。病みの軌跡モデルは、一貫して病者に視点を置いており、そこから病院や家庭において家族やケア提供者たちと軌跡をどう方向づけていくのか管理することを可能にしている。

病者の経験を捉えることから始めようとする「生活者」や「病みの軌跡」モデルの思考は、本書の立場とも近いと考える。黒江ら（黒江・藤澤・三宅 2006）は、「患者」という表現を用いる時、そこには「画一的な対象理解の姿勢がつきまとう」ことに警鐘を鳴らす。「患者」という表現を用いるとき、その人が「疾患をもつ人としての生き方」をしていることを自明視してしまうために、黒江らは生活の主体としての「生活者」という表現を対置させた。そこには、「医療を受ける患者」と「医療を提供する医療職者」という「医療」に根ざした「一方的な関係性」ではなく、「生活者」という新たな視点から「新たな関係性のなかでの実践活動」を見いだそうとする志向を看取できる。また、病みの軌跡とは、「個人の生活史や個性」、「社会的・文化的・政策的・経済的特性に内在している資源からなる影響条件」、「患者・ケア提供者・愛する人々・保健医療提供者が病気を方向づけ形作るために行う管理の全体計画」などを意味し（ウグ 1995: viii）、生物医学的な疾患（disease）と区別して病い（illness）という用語を使っている。つまり、「生活者」や「病みの軌跡」の思考では、「医療」に対置される「生活」、「生物医学的な見方」とそれに対置される「生活経験」という対立図式が前提となり、それまで軽視されがちであった生活経験を理解して実践につなげていくことの重要性を主張している。

他方、社会学者である安藤の論考は、前述した医療／生活の対立図式とは別の見方に立つ。安藤によれば、「〈治療〉という契機があるからこそ、患者は医療専門家に語る」（安藤 2009: 83）のであり、医療と生活経験を対立的に見ることで「〈治療〉の契機を等閑視」（安藤 同前掲書）し、『人が生きている文脈』を無視する」（安藤 同前掲書）ことになる。「患者」ではなく「生活者」としてその人を見ようとするあまり、治療をするその人の姿を見落としてしまうことがあるのではないか。

筆者が探究する二型糖尿病と暮らす人びとの経験においても「人が生きている文脈」（安藤 同前掲書）、つまり治療をしている文脈に沿って迫ることが重要であり、生物医学的な見方と生活経験との対立を前提にしない新たなアプローチが求められていた。

また、慢性の病いの経験の複雑な様相を明らかにしたモデルや概念もある。パターソン（Paterson 2001）は、慢性の病いの経験に関する二九二の質的論文のメタ統合から、個人の世界における特有の機能によって「病い」が前面に出る時には「ウェルネス」が後方に退き、「ウェルネス」が前面に出る時には「病い」が後方に退くという、移ろう展望をモデル化した。さらに、人類学者の浮ヶ谷は、糖尿病者の生活や文化のエスノグラフィーから、日常生活の文脈こそが「病気である」や「病気ではない」という現実を構築することを明らかにして「病気だけど病気ではない」（浮ヶ谷 2004: 8–9）という概念を打ち立てた。これらの思考は、慢性の経過をたどる二型糖尿病者の生活経験が「病い」であることだけで成り立っていないことを明示した。続いていく日々の生活において時に「病気ではない」という事態も起こり、「病い」をめぐる両義的な経験をしていることが理論化され、二型糖尿病者の世界を捉える新たな視点を提供した。

7　二型糖尿病者の経験に関する先行研究

二型糖尿病者の経験については膨大な先行研究があるが、その大半が二型糖尿病であるその人の日常に迫ろうとする本研究とはリサーチクエスチョンの立て方が大きく異なっていた。多くの研究は、診断時（Ekong, Russell-Mayhew & Arthur 2013; Smide & Hörnsten 2009; 友竹 2016）、入院時（中信 2003; 藤永・原田・安森・片岡 2013; 上野・青木 2016）、治療法変更時（Fagerli, Lien & Wandel 2005; Morris, Povey & Street 2005; Rayman & Ellison 2004）、合併症発症時（Abu-Qamar & Wilson 2012; 板村 2016; Pilon, Bailey, Montgomery & Bakker 2011）など、糖尿病の経過で起こる出来事に焦点化した経験、食事・運動・薬物療法などの自己管理に関する認識や実践、家族との関係など、療養生活のなかから研究者があるトピックを選んでいた。また、糖尿病ケア領域では熟知されている「セルフケア」「セルフマネジメント」「自己管理」の概念についての経験を明らかにした研究（Lundberg & Thrakul 2011; Mathew, Gucciardi, De Melo & Barata 2012; Nguyen 2014; 高岡・大町・平良 2006）も多いが、当人にとっても「セルフケア」「セルフマネジメント」「自己管理」なのかが問われないままに研究されていた。自然科学の研究では、研究者間で共通認識された概念を扱うことで知見が蓄積されていくため致し方ない事情もあるが、当事者が用いる概念でその見方を捉えようとする研究デザインを組み立てていなければ、その人の経験を記述するという研究目的を達成することはできない、と私は考える。

また、経験を捉える中でも、二型糖尿病者による経験の身体面（油野・稲垣 2013; 辻口・稲垣・多崎・藤田 2012）、心理面（光木・土居 2004; 横田・土居 2008）、文化的側面（Hadwiger 2005）、社会的・経済的側面（Bhattacharya 2012; Clark, Vincent, Zimmer & Sanchez 2009; Hörnsten, Norberg & Lundman 2002; Nicklett & Damiano 2014）などに観点を絞った研究も多い。糖尿病者による経験のポジティブな側面（Oakley, Aekwarangkoon & Ward 2011; Yamakawa & Makimoto 2008）、サファリ

ング、スティグマのようなネガティブな側面（Ågård, Ranjbar & Strang 2016; Ahlin & Billhult 2012; クラインマン 1996; 中尾ほか 2015）を明らかにした研究もある。しかし、患者の日常はこれらの各側面に分けて記述しても、暮らしの中で多側面が関係しあう動きが見えてこない。

糖尿病者の長期にわたる病いの経験を記述した研究も多い。加齢に伴う変化への適応を捉える「連続性（continuity）」という概念を通して、「変化を実感できないこと」「身体状態の不確かさ」により将来への不連続を起こす中で「望むあり方の志向」「習慣の維持」といった連続性を保っていることを報告した文献（河井・清水・正木 2011）、「病みの軌跡」モデルに基づき「編み直し」を記述した文献（仲沢 2004; 白水・加賀谷・藤澤・三浦 2009; 高橋・藤田 2008）、ライフヒストリーやライフストーリーを構成して記述した文献（細野 2005; 野並・米田・田中・山川 2005; Watts, O'Hara & Trigg 2010）があった。これらは、病いを捉える時間幅を広げ、時期や段階で区切って進行していく時間全体を構成しており、慢性の病いという特徴を人生の文脈に沿ってわかることを可能にしている。しかし、人生に横たわるストーリーを通じた病いの理解が可能になる反面、食卓の片隅で血糖値を測ったり、定期受診が近づき必要な分のお金を財布に準備するといった日頃の姿は描かれにくい。二型糖尿病とともにある暮らしは、その人の視点からどう明らかにすることができるのだろうか。

本書の構成

本書では、二型糖尿病とともに暮らす経験を、大きく三つの視点から描いた。第一章「人生からまなざす二型糖尿病者の経験」では、まず、二人の語りから「人生」における「病い」の経験を構成した。そして、さらに一〇年を経て聴いた二人の語りから何気ない「生活」を記述した。第二章「日常からまなざす二型糖尿病者の経験」では、四人の治療・生活場面でのフィールドワークと語りから、習慣となった「日常」を記述した。

その人の「人生・生活・日常」は看護において大切にするものである。看護学では、生活を以下のように定義している。「生活とは、人間の生存そのものであり、各個体の主体的営みである。この営みには、生命維持に直結する呼吸・循環・体温や、生活リズムを作りだす運動・休息・食事・排泄・清潔・更衣、社会的活動としての遊びや学習を含む労働、地域社会における活動としての慣習、性差に応じた活動や環境が内包されている。その生活は、その人の価値観、習慣、考え方、暮らし方、生き方などによって形成される。また、生活にはその人にとっての意味があり、人は自分がおかれている状況に関与しながらその意味を見出している。その意味は、通常、意識下におかれがちであるが、何らかの体験が生活の支障として捉えられたときに意識化される。看護の使命は、どのような健康状態であろうと、生活を営む人びとが安心してその人らしく生活をすることができるように援助することである。生活の状態は心身の健康状態に影響を及ぼすので、その人の生活を総合的に捉え、よい健康状態を維持できるよう看護する。そのために、教育、職業、婚姻状態、食習慣、日常生活、一日の過ごし方等のほかに、どのような生活を営んできたかなど、その人の生活史を把握することも重要である。」（日本看護科学学会看護学学術用語検討委員会第九・一〇期委員会2011 傍線は筆者）私自身、出会う患者さんが、「その人らしく生活すること」を大切にして看護してきた。今では、「その人らしく生活することができるように援助すること」を、授業で、演習で、実習でしつこく看護学生に伝え、考えてもらっている。本書では、その大事なところを「人生・生活・日常」という三つの視点から描いた。

序章　注

［1］ＮＣＤｓには、心血管疾患、がん、糖尿病、慢性呼吸器疾患の四疾患がある。

［2］Smart Life Project の具体的な取り組みは以下を参照されたい。厚生労働省ホームページ　http://www.smartlife.go.jp

第一章

人生からまなざす
二型糖尿病者の経験

1　病いの経験の記述――ライフヒストリーを中心に

ライフストーリーとは、「個人が歩んできた自分の人生についての個人の語るストーリー」（桜井 2002: 60）である。ライフストーリー研究は、社会学、心理学、哲学、人類学、言語学、歴史学、文学、教育学など多くの領域で研究が積み重ねられてきた（やまだ 2000）。看護学では、現代社会において精神障害・当事者として生きる体験（田中 1997）、生活習慣病としての糖尿病成人男性患者の病気の体験（野並・米田・田中・山川 2005）などが、人生や生活のストーリーを通じて記述されている。野並らも注目したように、生活習慣病でもある二型糖尿病を病む人への看護では、当事者の視点から、その人生の文脈に沿ってアプローチすることが重要である。ライフストーリーを通じてその人への理解が深まり、具体的な療養を考える素地にもなるからだ。

本章では、中野による「個人のパースペクティヴ、すなわち価値観、状況規定、社会過程の知識、体験をとおして獲得したルールなど、にアクセスする方法」（中野 1995: 8）としての「ライフヒストリー研究法」に倣った。その人の視点から人生や生活に迫ることに主眼を置いて「ライフヒストリー」としたが、立場によって異なる呼称がある。なお、桜井によればライフヒストリー研究法には、次の三つのアプローチがある。科学的・客観的であることを重んじる「実証主義アプローチ」、複数収集された語りをもとに社会的現実に関する一般化を帰納的に行う「解釈的客観主義アプローチ」、語りを過去のできごととして捉えるのではなく、語り手と聞き手の双方が生きるインタビューの場こそがライフストーリーを構築する場とする「対話的構築主義アプローチ」である（桜井 2002: 15-31）。また、ライフヒストリー研究は「何を語ったのか」に重点を置き、過去に起きたことの再構成に関心を寄せる一方、ライフストーリー研究では「いかに語ったのか」や「何のために語るのか」に問いをシフトさせ、語っている現在と未来まで射程を広げたとも言われている（石川・西倉 2015: 2）。

ライフストーリーは語りによって紡ぎだされる。その語りは、病いを経験している語り手の過去の事実が、そのままに取り出されたものではなく、インタビューという相互行為の中で生み出されるものとして考える。桜井は、語りを過去のできごとや語り手の経験したことではなく、「インタビューの場で語り手とインタビュアーの両方の関心から構築された対話的混合体」（桜井 2002: 31）とした。二型糖尿病者の人生や生活の語りは、病歴として聞けば疾患の経過として聞こえてくるだけである。実際、臨床では看護業務として病歴聴取をしていた。しかし、病いの歴史を、看護過程や看護業務のための必要情報としてのみ聞いていると、その人の経験は糖尿病患者としての評価の対象に留まってしまう。その人の人生を通じた病いの経験を記述するためには、評価に偏重した聞き方ではなく、その人が経験しているように知ろうとすることで聴くことができ、その人自身もまた語ることができる「相互行為としてのインタビュー」が必要だろう。また、いくつかの看護研究では、聞き手が何者としてインタビューに臨み、どのように聞いたのかには触れられないまま、語りの内容に着目し、それを語り手の経験として記述した論文が多く、桜井による「相互行為としてのインタビュー」という考え方[1]は、治療や看護という目的のためではなく、二型糖尿病によって入院をくり返す人が経験してきた人生や生活を理解したいと考えていた私にとって新鮮に思われた。[2]実際のインタビューでは、研究参加者の語りに惹き込まれ、あっという間に時間が経っていた。インタビュー後には充足感に浸りながら、臨床で出会った人たちにも、こうして聞き入る人生や生活の経験があったのだろうにと、もどかしく感じた。

そして、このライフストーリー・インタビューには、いくつかの位相がある。たいていは挨拶などの〈会話〉で始まり、語り手は〈あのとき――あそこ〉での過去のできごとを表す〈物語世界〉を語りつつ、インタビューの場である〈いま――ここ〉の〈ストーリー領域〉では、聞き手との相互行為によって過去の〈物語世界〉を見つめ直し、現在の態度で語る。[3]ライフストーリー・インタビューはこうした異なる位相を渡りながら進行する過程である（桜井 2012: 72）。入院をくり返す人が、看護師・研究者でもある私に向けて、語ることがら、その語り方の分析を通じて、その人の経験にとどまることなく、その語りと医療や研究等の文脈との交差も見ることができる。ライフストーリー研究が、「対象者の現実のみを描いて調査者を見えない『神の目』の位置におく」ライフヒストリーと決定的に異なるのは、「調査者の存在を語り手と同じ位置におく」点である（桜井 2002: 61）。語り手は人生や生活の経験を、聞き手がかかわることで過去、現在、未来を往来しながら語り、記述するライフストーリーは、その時間や対話の動きを消さぬよう描出する。いくつかの立場と呼称が混在するライフヒストリー・ライフストーリーであるが、このようにして、二型糖尿病によって入院をくり返した人の視点に立つことを心がけ、対話から紡ぎだされた語りを基に人生や生活を通じた病いの経験を記述することを目指した。

このライフヒストリー研究には、二型糖尿病の病状コントロールのために入院をくり返した経験がある人が参加した。医療者がかかわりに困難を抱きやすい、自己管理が難しいと捉えられがちな人の経験の理解を深めるためである。インタビューでは「あらかじめインタビューのテーマが明確に提示されていない」（桜井 2002: 107）、これまでの二型糖尿病の経験を含めた人生や生活の経験を自由に語ってもらった。語り手は研究参加者、聞き手は研究者という基本的な立場を保ちながら、会話の自然な流れに任せてインタビューを実施した。インタビューは、その人がこれまでの人生や生活についてひととおり語ることができたとみなしたところまでくり返し行い、結果的に一人につき五、六回実施した。毎回のインタビューでは、語りだすと予定していた時間で終えることが難しく、初回の約一時間を除いては、二時間から三時間半に及んだ。音声データから起こしたトランスクリプトをくり返し読み、〈あのとき――あそこ〉での〈物語世界〉、複数の〈物語世界〉のつながり方、〈いま――ここ〉で聞き手とともに捉えなおす〈ストーリー領域〉を読み取り、語り手が重みづけをしている転機となった経験に着目した。転機とは、「主観的リアリティの変化のことであり、新しい意味体系の獲得過程のこと」（桜井 2002: 236）である。転機に焦点を合わせれば、「個人の独自性と普遍性との間や、人生における私的な問題と公的な問題との間にある複雑な関連性を明らかにする戦略的解釈の試み」（桜井 2002: 245）ができる。二型糖尿病による入院をくり返した人にとって、病いの経験と関係する転機を軸にライフヒストリーを構成すれば、個人の人生や生活のできごとを、医療と関連することがらとして描き出せ、公的な医療という次元で考えることが可能になる。そうした思考によれば、既存の医療に当事者の視点から風穴を開けることができるかもしれない。

2　水谷さんの病いの経験

(1) 人生から創られる病いへの向き合い方

水谷さん（仮名、当時五〇歳台後半）は、会社員の夫と一人娘、子どもの頃から「縁が切れたってことはない」という猫とともに一軒家に暮らしていた。水谷さんが自分の経験を語ってくれたのは、糖尿病治療のための三回目の入院中から退院後約二か月半に渡ってであった。

水谷さんは、終戦から数年後、豊かな自然に囲まれた北国の農家に生まれた。両親は農業の仕事で忙しく、兄や姉たちと一緒に過ごすことが多かった。末っ子だった水谷さんは兄や姉たちに命令されるのが大嫌いな、きかん坊だったという。水谷さんは二〇歳台後半のとき、当時勤めていた会社で知り合った男性と結婚した。水谷さんの両親や兄弟は結婚に反対したが、きかん坊な水谷さんは、自分で夫の実家と結婚の話を進めていった。「だから、考えなしもいいとこなのよね。全ての物事がそうなんだけど、病気にしても、結婚するにしても、何するにしてもあんまり考えるほうじゃないよね。自分の判断でいっちゃうもんだから。」と当時を振り返った。夫は転職をくり返し、水谷さんは結婚して初めて生活苦を経験したという。水谷さんは各地を転々としながら、その時々の土地でいろいろな仕事をし、インタビュー時には、清掃業と飲食業の二つのパートをかけもちしていた。水谷さんは自分の人生を「ま、いっかの精神人生で五〇何年生きてきたんだよ。だから糖尿病にもなってるんだよ。」と笑った。

水谷さんは三〇歳台前半で境界型糖尿病を指摘され、約一〇年後に二型糖尿病と診断された。通院し始めたものの、ほどなく通院を中断し三年間放置していた。四〇歳台半ばになって自覚症状が出てきたために通院を再開し、経口血糖降下薬を処方されたが、あまり服用せず、五〇歳台に入ったところでHbA1c（JDS値）が一三・八%まで上昇したため一回目の入院をした。この一回目の入院からインスリン注射を開始し、現在も継続している。その後、血糖コントロールのために三年ごとに二回の入院をくり返した。当時の水谷さんは、糖尿病の合併症として、糖尿病網膜症、糖尿病性腎症（第一期から二期）、糖尿病性神経障害があり、そのほかにも高血圧症と肥満症を診断されていた。

水谷さんの病い観には、身内の存在が大きく影響している。糖尿病を語る水谷さんには「両親が糖尿で、兄弟も四人のうち三人までが糖尿」という決まり文句があった。この言葉には、「両親も糖尿で見てるから、あ、糖尿っていったって、別にごく普通の生活できるし、ただちょっと食べるものを量控えればいいだけかなあっていう感覚しかない。だから、病気っていうその深刻さに捉えるっていう気はさらさらない」という病いへの考え方が込められていた。なお、一〇年後のインタビューでは、「四人兄弟いて四人とも糖尿」と変化していた。さらに、「身内がみんなそう」と語った内実には、甥にも糖尿が出てきたこと、一番上の兄弟が飼う犬までもが糖尿病であることも含まれていた。このように水谷さんは、身内の糖尿病を見守り、見守られつつ暮らしてきた。自己と長く生活史を共有してきた人物である「身近な関係者の世界（world of consociates, Umwelt）」（桜井 2002: 230）では、身近な関係者は自己のリアリティの生成と維持、あるいは変更に積極的にも消極的にも貢献し、またそれを拘束している。水谷さんは、糖尿病である両親や兄弟の「ごく普通の生活ができる」様子を見てきていた。そのような身近な関係者の姿から水谷さんの糖尿病におけるリアリティが創られ、糖尿病を深刻に捉えないという、治療上は望ましくない態度を生み出す一方、病気であっても普通で暮らせる身体として互いをつなぎ、水谷さんが安心する地盤をもたらしていた。

(2) 糖尿病と診断される

身長が約一五〇センチの水谷さんは、三〇歳台前半で出産した頃に体重が七四キロまで増えていた。妊娠中は境界型糖尿病を指摘され、痩せるように注意されていたが、食べるものを控えるくらいで、あまり意識してはいなかった。水谷さんは糖尿病と診断される以前の食事のしかたについて、次のように語っている。

「みかんだって箱でね、一箱千円とか安く売ってるとね、あ、安いと思ったらもう、買ってきちゃうのよね。で、一箱が十日はもたなかったもんね。で、気がついたら手がまっ黄色。（笑いながら）そういうようなね、食べ方をした。それでご飯食べないかって言ったら、ご飯はご飯で食べてた。（中略）もう、それが並の食べ方じゃないの。（笑いながら）今考えてみるとね。」（六回目インタビュー）

「食べるものはもう、とうもろこし茹でたって、ざる一個。うわっとこう茹でて、もう子どものときから一人五、六本は軽く？　それをおやつ代わりに食べてたから。だから、食べるのは食べてたよね。胃袋が大きくなってたんでしょうと思うけど。そういう生活が当たり前できてるから。子どもの頃なんかはあれだよ、かぼちゃとかねジャガイモとかおやつ代わりにいっぱい出てくるわけでしょ。おばあちゃんもいたし。鍋一つあったね。だから、一切れ食べるとかっていうあれじゃないよね（笑）。体が黄色くなるほど、かぼちゃだって食べたし。もう、夏になればスイカだって一切れとかっていう食べ方じゃないよね。だから、そういう食生活だったから、ま、糖尿になって当然といやぁ当然かもしれない。今考えれば。」（三回目インタビュー）

水谷さんの食事のしかたは、農家で育ったことも関係していたようだ。そして、四〇歳の頃に水谷さんは強いだるさを感じるようになり、二型糖尿病と診断された。医師からは、「今なら食事療法と運動療法で改善できる。」と言われ、栄養指導を受けながら食事の摂り方を「頭でお勉強」した。

「あー、これからはこういうふうにやらなきゃいけないなって、頭では理解してたんだけど、実際にはね、もう、ほらめんどくさがりのいい加減な性格だから。（笑いながら）ま、いっか、もうね、あ、このくらい、まいっかっていう感じ。」（六回目インタビュー）

糖尿病と診断された水谷さんは、今までの「そういう食生活」とは大きく異なった食事のしかたを「頭」で学んだものの、医師から「測って食べなさい。」と言われると面倒くささが先に立ち、糖尿病用の食事を作る意欲をなくした。

(3) 通院治療が始まる

食事療法と運動療法を勧められながら、毎月通院する日々が始まって一年が経ち、水谷さんの足は病院から遠のいていた。

「ただ検査に行って、その尿検査と血液取られて検査して。もうそれが苦痛だったのよ。…それで、その診察の時には先生にワーワー言われて、もう全然改善されないもんだから…もうちょっと気をつけてくださいみたいに言われて。チェッ(舌打ちして)、かなわんなぁっていうのがあって。(通院を)三年間くらいサボった時期がある。どうせ病院に行ったって、薬も注射もないし、だったらね、もう、いいや、自分で運動と食事と気をつければいいんだわってていうね、(笑いながら)あの、思いあがりがあって。で、(通院を)やめて。」(六回目インタビュー)

その後、水谷さんは三年間病院に行かなかったが、再度、体のだるさを自覚するようになり、

「性懲りもなく」同じ病院に行った。そこには以前診察を受けていた時と同じ医師がおり、水谷さんは「この三年間何やってた！」と「こっぴどく怒られ」たという。主治医に「朝、一錠飲みなさい。」と言われて服薬が始まったが、薬を飲むのが嫌いな水谷さんは飲まずにいた。案の定、血糖コントロールが改善されないため、「一錠が二錠になり、二錠が三錠に」処方が増えていったが、水谷さんは「薬を飲んでなくてこの程度ならいいや」と自己判断していた。

飲み薬が始まり、毎月の通院は続けていたが、血糖値を下げるように言う主治医には、診察の「ほんとにその時だけ」「はい、わかりました。」と返事をして家路についていた。

「それで検査終わったら、はい、やれやれ、これでやっと、何ていう、嫌なことから逃れたみたいなとこあって。帰りにはさ、パン屋寄ってパンを、それも菓子パンって、アンパンだの甘いようなパン。で、帰って来て、ちょっと食べ過ぎたかなーって思うくらい。ま、いっか、明日から我慢するんだからっていう感じで。今日くらい、いいやっていう思いで食べてた。もう、ほんとに、いい加減っちゃあいい加減だよね。」（六回目インタビュー）

その頃を振り返りながら、水谷さんは、糖尿病を「合併症もそんなに出てないし、怖い病気じゃないだろうな」と「過信してた」と語った。水谷さんにとって糖尿病は痛くも痒くもない「ごく普通に生活できる」病気だった。

（4）一回目の入院――初めての入院の裏側で

五〇歳の頃、水谷さんのＨｂＡ１ｃ（ＪＤＳ値）は一三・八％まで上がり、入院治療を勧められていた。しかし、水谷さんは、「そう言われてもからだは元気」で、当時はＨｂＡ１ｃがあらわすものが「なんのことやらちっとも」わかっておらず入院を断り続けていた。ところが、異動で新しく来た先生に、次回の診察予約を入れる代わりに入院手続きをするよう「半強制的」に言われてしまい、仕方なく初めての入院をすることになった。

入院すると、膵臓を休ませるため一時的にインスリン注射が導入された。退院時には、元の飲み薬に戻す約束で水谷さんはインスリン治療を承知したが、入院が一か月近くに及ぶと、主治医の顔を見ては「退院させてください。こんなことしてる場合じゃないです。」と頼み込むようになった。結局、水谷さんは、インスリン注射を継続したまま退院することになった。なぜなら、その頃、遠方に住む義父が介護が必要な状態になっていたからだ。団地住まいだった水谷さん夫婦は、自分たちで義父の面倒を見ようと、急遽、家を建てることにしたのだ。また、当時高校生だった一人娘が学校帰りに病院に寄り、さらに仕事帰りの夫が娘を迎えに来るという生活が続いていた。水谷さんは、夫の顔が「だんだんこけ始め」たことが気になって仕方なかったのだ。

（5）二回目の入院――インスリンを打ちながら暮らす

初めての入院の際、水谷さんは生命保険会社の営業をしている人と同部屋になった。退院後、水谷さんはその人に誘われて、保険営業の仕事を始めることになった。保険営業の人たちは「おいしくって、安くって、長時間休憩できてっていう場所」をよく知っていて、水谷さんはこの仕事をしている間に八キロも太ったという。

「だから、食べちゃあ、(インスリン)注射をするでしょ。で、注射するったってあんまり効き目がないから、インスリンの量はどんどん増えてく。最初、退院の時には四単位が、その頃はもう…もう二〇単位ずつくらいに増えてた。だから、朝晩あわせて四〇単位。だから四単位が四〇単位ってことは、一〇倍ほど増えてるわけじゃん。インスリンの量が。それでいて、改善はされてない。」(三回目インタビュー)

「付き合い良いほうだからね。だから食べるしね、歩かないしね。ほんとにいいことはなかったよね。それで、自分の知識の中にその、食べ過ぎるもんでインスリンの量が増えるっていう意識はなかったね。…なんでインスリンの量、どんどこ増やすんだろうなっていう感覚?インスリンを打ってる割にはあんまり良くなんないなっていう感じ?…ほんとに合ってるのかなーっていうくらいの感覚だよね。」(三回目インタビュー)

インスリンを打ってる割にあまりよくならないと感じていた水谷さんは、「糖尿にいいよ」と言われるものに「みーんな、だまされて」「ずいぶんお金も使った」という。

「自分は飛びついてたね。あれ糖尿病にいいんだよーっていうことに。ましてや糖尿でインスリン打ってるよなんて言ってると、そういう話を持ってきてくれる人がいっぱいいるのよね。あの○○がいいよとかさ。だけど、それもみんな中途半端…。これが良いよっちゃあ、すぐ飛びつくけど（笑いながら）最初だけ。後まで続かない。そういう人なんだよね。」（三回目インタビュー）

インスリン注射を打ち出して約三年後、水谷さんは血糖コントロールが悪いために二回目の入院をした。糖尿病と診断されてから二回目の入院をするまでの職場の人との食事や、代替療法への飛びつきなど、水谷さんは、武勇伝のようなエピソードを連ねて語った。語りを聴いていた私は、糖尿病患者さんのリアルな生活に触れたような気がして、自分がいかに患者さんの生活の上辺しか見ていなかったのかを突き付けられながらも、なぜか痛快な気分がしたことを覚えている。

（6）三回目の入院 ── 危機感を覚える

水谷さんがインタビューに参加したとき、糖尿病と診断されてから約一五年が経っていた。新しい主治医からインスリン療法の見直しを強く希望され、「観念」した末の三回目の入院であった。パートを休むと「クビがかかって」くるし、周りの人たちにも迷惑をかけてしまう。また、家の事は一切親任せの一人娘や飼い猫のことも気になるために入院を拒んでいたのだ。それに加え、これまで二回の入院経験から「病院に入ると、自分が病人になっちゃう」と思っていたために、入院はできるだけ避けていたのだ。
しかし、入院してみると水谷さんに意外な変化が起こった。水谷さんは、三回目の入院で初めて糖尿病への危機感を覚えたのだ。

「結構入院しててもね、大変な重病人っていう人と一緒のお部屋になったことがなかったもんで。うん、全然危機感がなかった。話には聞いてたよ。ビデオ見せてもらって、お勉強するじゃないですか。だから、糖尿病って怖いんだなーっていうね、知識はあったようでも、自分の意識の中に入ってないっていうか。……ま、痛いも痒いもないしね。それで、働けるっていうか、動けるわけじゃないですか。少々血糖が高くても。」（二回目インタビュー）

「目の前に透析をしてる人がいたでしょ。あの姿見たら、いや、ほんとに透析だけは避けたいと思った。そんで、自分でも（糖尿病性）腎症になりかけてるっていうんで、その自覚症状じゃないけど、思い当たる節があったから。だから余計ね、気をつけてると思う。そんでなきゃ、もう、全然だもん。（笑いながら）能天気な人だから……。あの透析してる人の姿見てたらね、つらそうだもんね。行って帰ってきたら、もうほんとベッドに横になってたもんね。四時間か五時間かけて透析してたよ。それでオシッコが出ないって言ってたっけ。全くオシッコが出ないって。水分だって一回に飲む分が一〇〇ｃｃ。制限されてるわけじゃん。ねー、それを見たら。いやー、怖いと思ったね。」（三回目インタビュー）

水谷さんはこのような危機感を覚え、自分の糖尿病の受け止め方が変わったという。

「教育入院、最初にするでしょ。そん時でも、話としては（以前に）聞いてるはずなの。だけど、自分の受け止め方が、何ていう？ 素通りしてんのよ。全部右から左に抜けてって、留まっていなかったの。それが、やっと、その場で軽い腎症も起こしかけてるっていう状態。それと神経症（糖尿病性神経障害）でしょ。足が冷たく感じるとか、そういうのが、出始めて危機感（を）感じた。そん時に初めて、あ、（糖尿病）網膜症って言われてるんだから、他の合併症も出てきておかしくはないんだなーっていう捉え方をした。」（二回目インタビュー）

そして、糖尿病者におけるＨｂＡ１ｃの意味がわかったという。

「間食をしちゃ良くないっていうのは、やっぱりね、間食すれば血糖は上がる。だから、ＨｂＡ１ｃだって、上がったときと下がったときの平均でもっていくわけでしょ。だから、……間食して上げると下がらないっていうことだよね。」（六回目インタビュー）

それまでの「おなか空いたら甘いもの食べてた」という水谷さんの習慣は、初めて病いへの「危機感（を）感じた」ことで、体内で血糖値が上がるメカニズムが働くことを意味するよう変化した。

そして水谷さんは、最初に入院したときのＨｂＡ１ｃの値が「どのくらいの数値だっていうのも全然認識なかった」と過去を捉え直した。これまでＨｂＡ１ｃが下がらなかった理由をはじめて理解した水谷さんは、この三回目の入院を終えて退院した時、ある決意をしていた。

「ここらで真剣にＨｂＡ１ｃを下げなきゃって。それで間食もしない。あの、夜寝るときだって食べない。」（三回目インタビュー）

三回目の入院で、水谷さんは糖尿病合併症が進んだ人に出会い、自らの身体にも同様のリスクが潜んでいることに気づいた。そして、これまで自分の血糖値やＨｂＡ１ｃが高かった理由に納得し、糖尿病に対しての危機感を痛感する経験をしていた。三回目の入院は、水谷さんにとって糖尿病にまつわる意味が大きく変わる契機になった。

（7）家に戻る――日常への回帰

危機感を覚えた三回目の入院後、私は二か月半に渡って水谷さんにインタビューをした。その頃、水谷さんの娘さんは体調が優れず、いくつかの病院を回ったが不調の原因はわからなかった。水谷さんは、娘の体調が落ち着かないことには「糖尿病どころの騒ぎじゃない」と語った。

「（糖尿病の）合併症が出てきてても、まだ自分の目の見えないのは、あのたいした、（笑いながら）たいしたことはないって言っても、見えにくいは見えにくいけど、別に痛いも痒いもないじゃんね。それで、そこそこ仕事もできる状態だし。そんなことよりやっぱり娘のことが気になる。で、脳の中でなんかあるんじゃないかなーって思ったりさ。」（六回目インタビュー）

水谷さん夫婦は、一人娘を小さい頃から大事に育ててきた。水谷さんは、糖尿病に対する姿勢はいい加減だったが、娘の体調不良は神経質過ぎるくらい気にかけていた。水谷さんは、心配をかける娘のことを糖尿病である自分と比べながらこう語った。

「（娘は）マイナス思考なんだよ、案外……。悪いほうに悪いほうに考えちゃうから落ち込んじゃう。もう少し、お母さん（自分）の楽天的な性格を受け継いでもらいたいくらいだよ。お母さんはどっちかって言うと、そんな悪い方には考えたくない人だから、いいほうに捉えちゃうのがあるから、だから病気に対して気が、意識っていうか、欠けているのかもしれない。（笑いながら）もう、どんな病気にしても、自分が落ち込んじゃうっていうのはないもん。普通、糖尿病でもさ、これだけ合併症が出てきて最悪の状態になってると…、普通なら、こういう状態じゃあね、うちの中に閉じこもってね、外には出ないわっていう性格の人が多いんじゃないかなと思うけど、うち（自分は）はもう、今しかチャンスはないと思うから、（筆者と二人で笑う）ほんと欲が手伝ってね、もうほんとだよね。」（六回目インタビュー）

娘を気にかける毎日を過ごすうちに、三回目の入院で決意したはずの「間食をしない」という心がけも、少し変化してきていた。

「(間食を) 我慢してたけどね。この頃、また狂ってきてね。ほら、娘のことでちょっとストレスあったでしょ。そしたら、もう何ていう、時間とか量とか関係なく食べちゃったりして、そうすると、もうね。で、娘に食べさせようと思って、アイスクリームだって、自分で半分食べて、食べさせようなんて思うもんだから。食べなくてもいいとこ食べちゃってるでしょ。だから、もう、甘いもの口にすると昔のあれが呼び起こすっていうか、慣れてきた。だけど極力、今は我慢してるよ。」(五回目インタビュー)

三回目の入院を契機にＨｂＡ１ｃの意味を理解したことは、水谷さんに間食を我慢するという行為をもたらしていた。しかし一方で、従来の水谷さんの病いに対する「いい加減な」性格もにじみ出してきた。

「だから、そういう関係でＨｂＡ１ｃが下がってこないんだなーっていうようなのもつかみかけたもんだからね、ちょっとは我慢するようになったけど。でもこの頃またね、いい加減な性格が持ちあがってきて。ま、いっかこのくらい、お腹空いてるしなーとか言って(血糖値を) 測る前に食べちゃったりして。」(六回目インタビュー)

三回目の入院を終えて家に戻ると、水谷さんにとっては娘の体調が最大の関心になった。そして家では、「痛いも痒いもな」く仕事もそこそこできる自分への注意は二の次になる。娘とともに暮らす中で、まず娘への気づかいが優先され、買ってきたアイスクリームを一緒に食べることが重要な行動になる。また、マイナス思考である娘を思えば、糖尿病への意識が欠けていると非難されてしまう自分の楽天的な性格は、娘に受け継いでもらいたい態度へと変わる。糖尿病の合併症が出ているにもかかわらず外出する自分は、娘に分けてあげたいくらいのエネルギーをもった、逞しい存在へと変化するのだ。かたや自分の身体に目を向けてみると、娘に合わせることで努力しなければならない食事の摂り方は狂い、娘のために口にしたアイスクリームによって、忘れていた甘みの感覚が呼び起こされていた。

(8) 水谷さんの人生とともにまなざす二型糖尿病の経験

水谷さんの二型糖尿病の経験を、人生を通じて記述していくと、水谷さんが三回目の入院で初めて病いへの「危機感」を持ったことを契機に、水谷さんの人生が捉えなおされたことがわかるだろう。子どもの頃から身についていた食事のとり方は糖尿病にそぐわないと認識され、はじめて糖尿病と診断された後の通院中断や、医師に言われたとおりに行わない服薬は、「思いあが」って自己判断でしていた治療と理解された。また長年、ＨｂＡ１ｃの仕組みが理解できず、好きなように食事をしていた自分は「いい加減な性格」だと考えられた。一方、合併症も出始めたことで危機感を感じた直近は間食を我慢したが、「痛いも痒いもない」と思う糖尿病は、大事な一人娘という他の関心ごとが眼前に現れると、その背景に退いてしまう。ふとしたはずみで口にした甘みを思わず堪能している自分に、従来の「いい加減な性格」を見出すが、危機感が残っているゆえに極力我慢しようと努めたりしてもいる。

クラインマンは、「慢性の病いの意味が、病者やその周囲の人々によって創りだされることによって、野性のままの、混乱した自然のままの出来事が、多少とも飼い慣らされ、神話化され、儀礼的にコントロールされた、したがって文化的な経験になる。」（クラインマン 1996: 60）と主張している。クラインマンの言葉を借りれば、水谷さんが自分を楽天的な性格だとくり返すのは、二型糖尿病とともに生きていく水谷さんの「コントロール」術だと言えよう。「野性のままの、混乱した自然の出来事」である二型糖尿病――「ほんとに透析だけは避けたい」と危機感を感じた病いの脅威――を「痛いも痒いもなく普通でいられる病い」として意味づけて「飼い慣らし」、病いの脅威を呑み返そうとしている。水谷さんは、このようにその時々の人生の実感に突き動かされながら、その文脈に応じて更新される多様な病いの経験を生きていた。

3　水谷さんの一〇年後の生活

（1）思うように下がってない

訪問した当日、水谷さんは冷やしたメロンを用意してくれていた。私は、大きくカットされた果肉をいただきながらインタビューを始めた。メロンの味についてひとしきり品評を終えると、水谷さんはしばらく黙ってメロンをほおばった後「で、糖尿のほうはね、相変わらず、高値安定でさ。」と切り出した。そして、引っ越しして受診先が総合病院からクリニックに変わったこと、骨折して入院しHbA1cが「クーン」と跳ね上がったこと、「高値安定」のHbA1cを下げるために新しい注射薬を導入したり、ランタスなどのインスリン製剤と一日一回注射するビクトーザ等との調整を重ねたりしてきたことなどを、一〇年間の空白を埋めるように語った。

水谷さん：それから、（毎食前のインスリン製剤と）ランタス、夜、ランタスだけにして、あと、飲み薬と。で、思うように、（血糖値が）下がらなくてさ。下がらなかったけど、いろいろやってみたけど。あの、うちとしてはビクトーザに戻してもらいたいなっていう思いがあったから、先生に言ったら、先生も、「まあインスリン、体重減らないしね」って。

細野：また少し（体重が）増えた？

水谷さん：増えたの。体重が六〇キロくらいになったのかな。あの、骨折って、病院に入院したときは五三くらいまで落ちてたんだもん。五三キロまで、体重減ってたからね。それが退院してきてから、徐々に増えはじめて、六一だか二だかになったのかな。

細野：ふーん。

水谷さん：で、自分自身は、ああ、これはインスリンのせいにしてた（笑う）。

細野：（笑う）。

水谷さん：インスリンを打つから、甘いものを欲しくなるし、で、食べ過ぎちゃうから、こりゃいかんなって。それでね、ご飯控えると、やっぱり低血糖状態になるもんで、甘いものを自然と自分で、あんこのものを食べるようになったの。

細野：ああ。

水谷さん：だから、それが続いていたからね、体重も増えていってさ、いや、嫌だなと思っていたときに、何て言うの、何抵抗性って言ったかな。

細野：インスリン抵抗性？

水谷さん：インスリン抵抗性って言ったかな、要は薬も効かなくなってるっていうのよ。あんまり（ＨｂＡ１ｃが）高くなりすぎてて。それで、ちょっと換えっこしましょうとかってね、いろいろ、いろいろ、やってくれたんだよね。

細野：うん。

水谷さん：で、今は結局、ビクトーザと飲み薬に戻ってはいるの。だけど、ＨｂＡ１ｃが思うほど、こう、思ったほど？　下がっては、きてない。九いくつあったから。九ちょっとあったもんね。（二回目インタビュー）

水谷さんはお薬手帳と糖尿病連携手帳を持ち出してきて、手帳に並んだ血糖値や体重、血圧などの数値と、スーパーの清掃のパートを始めたことなどのエピソードを照らし合わせながら、語りを進めた。

水谷さん：うん。そう。だから、思うように下がってないもんで、先生の方はね、いや、おかしい。おかしいはずだよね。働くようになったら、食べ始めたもん。

細野：ああ、働くようになったら。

水谷さん：うん。さぞかし減るだろうと思って（働きに）行ったらね、逆にね、やっぱり食べないと、午前中に低血糖状態になったこと、一回あるの。だからね、朝はしっかりご飯食べていくから。それでお昼帰ってきても食べるでしょう。それで、今、とうもろこしがおいしい時期だから、一日一回くらいはとうもろこし食べるじゃんね。それも、半分くらいでやめときゃいいものをさ、つい一本食べちゃったりするでしょ。だから、余計ね。

細野：（笑う。）

水谷さん：うん。体重もそんなに思ったほど減ってはいないし。（一回目インタビュー）

インタビューで水谷さんは何度か、思うようにHbA1cが下がらないと語っている。冒頭で水谷さんは、ランタス等複数のインスリン製剤飲み薬にしたものの「思うように、こう、下がらなくて」と語った。その後、先生が「いろいろやってみたけど」、「うちとしてはビクトーザに戻してもらいた」かったために「先生に言ったら」、「先生も」インスリンは体重が減らないため水谷さんの希望に耳を傾けて薬剤の調整をしたことが説明された。つまり、薬剤を決める役割は主治医で、薬剤を打つ役割は水谷さんである。両者には、投与された薬剤によってHbA1cが下がることが期待されていたが、「思うように」数値は下がってこない。

薬剤を決定する主治医はＨｂＡ１ｃを始めとするさまざまな検査値を観察し、注射を打つ水谷さんは、薬剤が引き起こす体重増加や低血糖などの身体の変化をつぶさに観察する。二人はそれぞれに薬剤の効果についての判断を擦り合わせて薬物療法に取り組み、「思うように」下がってくれることを期待する。明確な主語を置くことなく、期待通りにいかないことを言い表した「思うように下がらない」は、ＨｂＡ１ｃの低下を目指す医師と患者の共同体から発せられている。

主治医による判断と水谷さんの希望を擦り合わせて、治療はビクトーザと飲み薬に戻ったが、ＨｂＡ１ｃは「思うほど」下がってきていない。しかし、両者にとって「思うように」下がらなかった「九ちょっと」の値は、各自の文脈に分かれると別の解釈をもつ。数値が下がらないことを、主治医は「おかしい」と不思議がるが、余計に食べはじめた水谷さんは下がらない数値に納得していることがわかるだろう。

このように、水谷さんは主治医とやり取りをしながら治療の内容を独自に調整し、自分だけが知る数値の意味に納得しながら治療を続けていた。主治医と血糖コントロール改善を目指す共同体でありながらも、たくさん食べていることを隠すのはパートナーシップに反するが、働くと低血糖状態になった経験から、それを予防するにはしっかり食べないといけない。加えて、旬のもの（とうもろこし）がおいしくて食が進む。水谷さんにとっては、糖尿病の食事療法も気にしないといけないが、食べものを満喫する幸せも大事なのだ。

水谷さんが治療共同体の主治医に食の内実を伝えていなかったのはなぜだろうか。血糖値を下げることは糖尿病の治療的に「正しい」。ゆえに医療実践は暗に権威的な影を帯びる時がある。医療者の自覚の有無にかかわらず、問診に代表される医療者からの問いかけは時に「あまりにも無遠慮」で「ずけずけ入り込んでくる」ために、患者は「ほんの少しだけ自分の領域を残しておきたい」と願い、「完全にその問診に屈してしまうことはできない」のである（マラン 2016: 179）。「正しい」医療実践を当然のものとしているパートナー（主治医）が知らない水谷さんだけの秘密があることは、慢性病のような長期間にわたって続く治療行為のなかで、自分（水谷さん）の領域を守る安らぎのひとときになっているのかもしれない。

（2）そういう集まりっていいなって思う

水谷さんは、通院しているクリニックで月に一回開催される「糖尿病の集まり」に参加するようにしていると語った。病院から、できるだけ遠ざかろうとしているようにも見える水谷さんが、そのような集まりに参加している事は私には意外であった。

水谷さん：病院の先生が。
細野：ええ、はい。
水谷さん：それと、薬剤師さんを交えて。あのー、いろいろ、ほら、進化するわけじゃん、糖尿病も。
細野：うん、そうですよね。

水谷さん：それで、糖尿病と言われてる患者の仲間も、その、自己紹介しながら、ひと言、どういう状況だっていうことを言ったりして。
細野：へえ。
水谷さん：そうすると、何となくね、うん、そういう集まりって、いいなあって思うよ。
（中略）
水谷さん：うん、（その集まりに）参加するようにしてはいるんだけどね。
細野：へえ。
水谷さん：うん。だけど、なかなか人の話を聞くっていうのも、いいなって思うよ。
細野：うんうん。
水谷さん：自分だけで言い合ってるよりね。
細野：そうですね、うん。
水谷さん：うん。でね、女の人はね、やっぱり太ってる人が多いんだわ。
細野：ふーん。
水谷さん：食べるんだね、やっぱりね、その分。
細野：（笑う）
水谷さん：太ってるっていうこと自体、食べるっていうことの証明だからさ。そう。で、男の人は、その注射をするようになってから一〇キロ減って、体重が落ちて困ってますって。誰か太る方法あったら教えてください、みたいに言う人（笑う）。

細野：（笑う）。

水谷さん：いや、うらやましいねえ、なんて言って、みんなでね、聞いてたんだけどさ。それとか、あの、食事を、野菜中心にって。主に野菜にしたら、あの、数値もずーんと下がってきたよっていう話も聞けたりさ。

細野：うんうん。

水谷さん：うん。そういう会合はいいなって思ってるけどね。（一回目インタビュー）

水谷さんは、まず医師、薬剤師と「糖尿病と言われてる患者の仲間」との集まりがあり、「進化する」糖尿病治療を学習したり、患者同士の近況報告をしたりする集まりがあることを紹介してから、「そういう集まりっていいなあ」と思うとくり返し語った。これまでの治療におけるいい加減な自分を笑いにする語り方とは違い、ここでは「糖尿病の集まり」を私に語りながら、その良さを自分で確かめているようでもある。そして、「そういう集まり」は「自分だけで言い合ってる」よりもいいと言う。自分だけで言い合うという語りは、一人称の主語「自分」に対して、複数による「言い合う」が組み合わされ、文法上はおかしな構造になっている。恐らく、水谷さんは自分だけであれこれ取り組み、うまくいったり失敗したりする孤独な治療よりも、同じ病気の仲間で日々の取り組みと成果を「言い合う」オープンな治療のあり方が「いい」と言いたいのだろう。「そういう集まり」の良さを自分で確かめるような語りを進めながら、水谷さんのユニークな語り方が登場する。それは、太っているが多い女の人と、体重が落ちて困っている男の人というカテゴリーの対置である。水谷さんによれば、痩せた男の人の悩みを「いや、うらやましいねえ」と「みんなで」聞いているという。この「みんな」に含まれている水谷さんは太った女の人にカテゴライズされており、痩せたくても痩せられず、うらやましがる側に自分がいることを面白おかしく語る。しかし、この語りを吟味するとこれまでの語りと異なる点がみてとれる。それは、笑いの対象になる水谷さんは「みんな」の一員であり、似たような人たちとのつながりの中にいるという点だ。ともにうらやんだり、ともに治療の知恵を分かち合ったりできる「そういう集まり」には、二型糖尿病に関する「いいな」というネットワークが存在している。水谷さんはこのネットワークによって、治療上の知恵を分かち合い、同じような困りごとを笑い合う居心地の良さを感じている。同じ糖尿病である他者から互いに学ぶことは、自分自身の生活状況と病いの成り行きを振り返る機会となる（Kjellsdotter et al. 2020）。仲間との学びは、糖尿病についての教科書的な知識とは違い、自分の生活に根づいた知恵となるからこそ「いいな」と感じるのである。

一〇年ぶりに出会った水谷さんに感じた変化は、二型糖尿病とともに暮らし続けてきた水谷さんの生活に役立つ知恵の獲得に楽しさがあることだった。水谷さんは、相変わらずいい加減な糖尿病治療をしてきた自分を定番のように語っていたが、治療上の知恵を得ていく楽しさは「本当の学び（genuine learning）」（Berglund 2014）と言えるものであり、水谷さんが二型糖尿病である自分の生活を引き受けていることの証しであると考えられる。

4　東さんの病いの経験

（1）東さんの人生と病いの経過

東さん（仮名・当時五〇歳台前半）は、マスコミ関係の会社に勤務しており、妻と大学生になる子どもたちとは別居して、一人で暮らしていた。東さんは、糖尿病治療が「難しい典型みたいな人間」である自分の経験を誰かに「しゃべってみたい」と感じていた。

東さんは、地方自治体公務員の父親と専業主婦の母親のもとに長男として誕生した。東さんは小学生の時に幼い弟を事故で亡くしており、首都圏の大学に進学したものの、親の面倒を見る責任を感じていたこともあって地元の会社に就職した。就職先は高校時代からの志望通りマスコミ関係の仕事に就いた。就職してほどなく結婚し、すぐに子どもが生まれた。しかし、東さんの職場は日勤と夜勤が不規則にあり、家族とは寝食を別にすることが多かった。東さん一家には「それぞれバラバラ」という生活スタイルができ、家族と離れ一人暮らしをするようになった頃でも「そんなに変化がない」と感じていた。

東さんは三〇歳台半ばで二型糖尿病と診断され、初めて入院をした。その際、一時的にインスリン療法を導入したが、三か月後に退院するときにはインスリン注射だけでなく飲み薬もいらなくなるほど改善していた。その後、一年ほどで通院を中断し七年近く放置していたが、四〇歳台前半の頃に体調不良を自覚し、血糖コントロールのため二回目の入院をした。二回目の入院から飲み薬が始まり、定期的に通院するようになったが、五〇歳台になりHbA1cが九％台まで上がってきたため三回目の入院をすることになった。そして、この入院でインスリン注射が導入された。当時、東さんには、糖尿病合併症として糖尿病性腎症（第二期）、糖尿病性神経障害があり、その他に高血圧症の治療を受けていた。

（2）一回目の入院――二型糖尿病の診断と入院

東さんは三〇歳台半ばに差しかかった頃、二型糖尿病と診断された。東さんは、日勤と夜勤をこなしながら「がむしゃらに」仕事をしていた。そのうえ不規則な生活で「食べたいもん食べて、酒（を）飲んで」いたため、体重は一〇〇キロ近くまで増え、健康診断では「そんなことしてると糖尿病になるよ。」と注意を受けていたが、本人は現実的に考えたことはなかったという。ちょうど世間では大きなニュースが立て続けに起きており、マスコミ業界では皆が忙しい日々を送っていた。東さんも毎日ほとんど休むことなく働いていたが、風邪が長引き、なかなか体調が回復せずにいた。そんななか、取材先でラーメンを食べた後、のどが渇いてしょうがなくなってしまった。どれだけ水を飲んでも渇きは取れず、「これは糖尿病だろうな」と思ったという。仕事を休まず勤務を続けていたが、体重が減り始めだるくて仕方がなくなり、見かねた上司に連れられて受診したのであった。検査をすると血糖値は四〇〇㎎／dℓ近く、尿ケトン体も陽性であり、二型糖尿病の診断を受け、即入院となった。入院してすぐにインスリン療法が始まったがなかなか血糖値は下がらず、仕事に戻れなくなる不安に苛まれていた。そんな折、たまたま回診にやってきた若い医師が、インスリン療法をせずに仕事に戻れるように「一緒に（治療を）やりませんか。」と声をかけてくれた。東さんはその申し出に応え、三か月かけて徐々にインスリンの量を減らし、最終的には飲み薬さえもいらなくなる状態まで改善して退院したのであった。そして、東さんは初めての入院のときに、人生への「見方が変わった」経験をしていた。

「一五年前に入院したときに（一回目に入院）ちょっと見方が変わった。会社へ対して、今までずーっとこの仕事やってきて、こう振り返ったときに、（息を吸い込んでから）自分のやってきたその一〇年間というのは何だったのか、ただ時間に追われてやってきてっていう思いがあったんですよね。で、人間のこう、もうおんなじようなとこで、（病院の）部屋で、月に何人かこう亡くなっていくと。で、人間ってこう、簡単に亡くなっていくなっていう。その、死ぬっていうことにあまり接したことがなかったから。で、こんなに仕事ばっかりやってても、何か自分も楽しく旅行も行ったことないと。仕事に追われてね。…で、（仕事で）いろんなもの目にしてて、意外と情報は入ってくるけど、どこも行ったことない。やっぱ、自分の目で見たこともないし。」（三回目インタビュー）

入院によって没頭していた仕事から離れたことで、人の命のはかなさを目の当たりにし、東さんは人生への見方が変わった。仕事でいろんなものを見ていても、「自分の目で見たこと」がなかったと気づいたのだ。やはり自分で勉強しないと「人生つまらないな」と思い、退院後は興味があったある国のことを勉強するようになった。

(3) 二回目の入院――会社に戻るが、再び入院へ

医師とともに治療に励み、薬物療法をしなくてもいい状態まで改善した東さんは、無事に職場に戻ることができた。仕事をしながらでも食事療法を実践できるように、妻に弁当を作ってもらったり、夜勤だけにしてもらって生活リズムを整えたりしていた。しかし「だんだん、やっぱり会社のリズムの中で結局はそんなことしていられな」くなってきたという。そして一年ほどで通院をやめてしまった。

「(一年くらい病院に)通って、そっからもう行かなくなった。で、それは薬とかなんにもなかったので、えー、やめちゃった。生活も普通に戻っちゃったし、だんだん。…最初のうちは食事とかってちゃんと気をつけてますけど、ま、だんだん、こういう生活ですから。」(二回目インタビュー)

「普通に戻っちゃった」生活を送るうちに、東さんは管理職になった。勤務時間が長引いたり、不規則な勤務が増えたりするにつれ、若い頃のような無理がきかず「なんかちょっとおかしい」と感じるようになった。気がつけば七年近く病院に行っておらず、「ちょっと検査しといたほうがいいかな」と考え始め、以前通っていた病院に行ったところ、医師から「いろいろ診たいから。」と

言われ、四〇歳台前半で二回目の入院となった。

一回目の入院時に「自分で勉強しないと人生つまらないな」と気づき、退院後に大学をのぞいたりしたものの、年齢とともにだんだんと忙しくなり、それもできなくなってしまっていた。二回目の入院では、最初の入院の気づきに「呼び戻される」ことになった。

東さん：で、また入院したでしょ。それがね、また呼び戻される、こう。
細野：入院期間、そういう感じなんですか。ちょっと仕事から離れて。
東さん：そうですね。（仕事のことを）忘れると、何か他のこと、やっぱ考える。（三回目インタビュー）

東さんの場合、糖尿病によって入院することは、仕事中心の「普通」に埋没していた自分に気づき、主体的に生きようとする自分に出会う経験でもあった。東さんにとって入院は、それまでの自分が見失っていた人生の意義に気づかされる機会になっていた。

（4）三回目の入院――入院に至る鬱積

二回目の入院後、一年ほど経ってから服薬が始まった。東さんはその七〜八年間を、三回目の入院に至るまでの「伏線」だと語った。若い頃は現場に出向いて取材してきたが、社内で管理の仕事をするようになり、自分と会社との「ずれ」を感じることも増えた。そして最近は、仕事に対する気持ちが「マイナス思考」になることが多かったという。

「だんだんだんだん、とにかくそういう今の仕事も、時間に追われてるだけの今の自分が…とにかくやだなーっていう気がね、非常に強くなっちゃってー。かといって、仕事は毎日こなしてかなきゃいけないと。それがどんどんどんどん大変になってくるわけで。…モチベーションが下がりっぱなしの中で仕事を続けていくってのが、非常につらいという。そういうのは全部ここに下がってきた気がするんだよね。病気の。こう、精神状態がよくないというか、不安定になっていらいらしてるというようなね。…なんか全力投球できないんですよね。会社に。（つぶやくように）こんなことやってても っていう…。今までやってたことが、ほんとにこう、自分がやってきたことが、あんまり意味がないというか。」（三回目インタビュー）

東さんは今の仕事とは「ちょっと違うところ」に「人生っていうものの意義」を見つけたいと何度か語り、今の仕事に人生の意義が「あれば良かったんですけど」とつぶやいた。そして、家庭でも長年一緒に暮らしてきた妻との「ボタンの掛け違い」が起きてしまっていた。東さんは仕事が忙しいため、家族とは別々の生活リズムで暮らしてきたが、「基本的に家族が一番」だと思っていた。家のことは信頼している妻に任せ、自分はがむしゃらに仕事をしてきたつもりだったが、ある頃からすれ違いが生じ、そのまま家族は家を出て行ってしまった。一番大事にしてきた家庭が「壊れちゃった」のだ。そんな東さんは「人生の張り」が「消えかかって」おり、「もうどうでもいい」

と投げやりになっていた。そんな思いを拭い去るには、「我を忘れるくらいに（酒を）飲んで」「あとは睡眠薬飲んで、寝ちゃう」しかなくなっていた。

「で、糖尿で先生なんかに脅かされて、『いや、こんなことしてると透析になったりしますよ。』とか、『足が壊疽になったりしてて切っちゃうよ。』と。でも、何、別にそれで何なのって。俺は別にその先、生きたいと別に思ってない人間に足切ろうが何しようが、僕はいいよっていう気もあるんですよ、半分ね。」（三回目インタビュー）

「（沈黙七秒）自分（は）どうしていいんだかよくわかんないけど。まあ、病気のことなんてのは、もう、ほんとにもう二の次だよね。もう、どうでもいいと。正直言って。（沈黙八秒）」（五回目インタビュー）

東さんは、こういった「鬱積」が三回目の入院として表れたのだろうと語った。仕事と家庭におけるこれらの問題がインタビューで語られたのは、東さんがその渦中で溺れそうなっていたからなのかもしれない。東さんは「この人生失敗したな」と自虐的に笑いながら振り返り、それを聴く私は返答が見つからずに苦笑いするしかなかった。

（5）退院後のこれからを思い描く――生きる意味

インタビューに参加した三回目の入院の頃、東さんは「人生投げやりという状態」にあると語りつつ、その一方で退院後のことも思い描いていた。東さんは三回目の入院から一日四回のインスリン注射が始まった。そのため、仕事は夜勤だけにしてもらい、負担の重い仕事を外してもらう「特別待遇」を受けていた。この生活ならばストレスがたまることもなく、定年までの約一〇年間、二型糖尿病を悪化させることなく過ごせそうだと思っていた。しかし、周囲に負担をかけていることがわかるため「重荷」を感じてもいた。そのようにして思う将来には、うまくいきそうにない糖尿病の管理が予想されていた。

「仕事に戻りたいっていうか、戻らなきゃいけないんだろうなと思う反面、戻りかけてくとまた歯止めが効かなくなって、自分の性格だともう、いや、仕事もこういう不規則なとこにもってきて、（笑いながら）そんな糖尿の要するに規則正しくなんてできるわけないじゃないかって、自分で自分に言い聞かせるようにして、ま、羽目を外してくんだろうなと想像するんですよね。うん。たぶん、可能性が高いと思いますね。」（三回目インタビュー）

東さんは、インスリン注射を始めて新たな気持ちで仕事に戻ろうとしているが、嫌気がさしながらも長い間に染みついた不規則な生活の方が、仕事はうまくいきそうな気がしている。そして、仕事がうまくいく先には、糖尿病には好ましくない（羽目を外していく）生活が予想されている。

しかし、たまにメールで「金をくれ。」と言うだけという子どもたちとのかかわりが、東さんにとって生きる大きな意味をもっていた。

「（息を吸い込んでから）考えようによっては、そういうその（金銭的に）負担しなきゃいけないってのがね、一つ、自分の何ていうか存在してる、ま、そのためにちょっと俺もがんばって働かなきゃいけないっていう、あれにもなってるんですけどね。そういうのなくなったら、ほんとに、なんかもう、会社の仕事はやる気はないわ、家のためにとか、家族のためにっていう張りもないじゃあ、もう、なんかいい、もう。」（三回目インタビュー）

東さんは不規則な生活になる仕事に没頭することで、糖尿病の管理を手放していくことが病いと生きるスタイルになっていた。しかし、積極的に子どものために経済的負担を負うことは自分の存在する意味となり、がんばる原動力にもなる。東さんは「投げやり」な自分に呑み込まれてしまわずに、これからを生きていく「張り」を守ろうとしている。東さんは、「そうでもしないと、ほんとに、生きてく意味がないな」と語った。

(6) 東さんの人生とともにまなざす二型糖尿病の経験

東さんの病いの経験は、三回目の入院をもたらした生活上の「鬱積」が地盤になっていた。東さんが「鬱積」と語ったように、仕事と家庭の問題は結果的に二型糖尿病の悪化をもたらした。インスリンを打つ新しい生活が始まったタイミングでインタビューに臨んだ時、東さんは、新しい生活でのエピソードをあまり語らなかった。当時の東さんは、二型糖尿病の悪化や新たなインスリン療法よりも、まずもって人生の意義を見失いかけている苦しみに押し潰されそうになっていた。病いとともに「生きてく意味」を自分に問うたり、問われたりしていた東さんが語る内容は、糖尿病を糸口にしつつ自分の存在する意味を見直すものであった。

ライフヒストリーの語りを聴くことは、他者の経験に深く立ち入り、感情や考えを揺さぶられながら、当事者にとってそれがどのような経験であったのかを擬似的に理解することでもある。「話者が自分の経験を伝えるために、自分が置かれた状況を聞き手に理解できるようなかたちで示す」（井腰 1995: 115）ことによって「状況の理解が共有されたとき、聞き手はその時々の話者にとっての意味を聞き手自身の経験に照らしつつ共感的に理解することが可能になる」（井腰 1995: 114）。ゆえに、ライフヒストリーの語りを聴くことや記述が、聞き手、さらには読み手の現実を巻き込んで成立する「生々しい感動を伴う知識」（中野 1984: 87–88）を産出するのである。私が、東さんとの対話を通じて経験した「理解できたような感じ」とは、彼の経験に迫ったさまざまとした理解の一つのあり方であったのではないだろうか。

5　東さんの一〇年後の生活――「でも、今はいい」

一〇年ぶりのインタビュー時、東さんは定年退職を間近に控え、都市部から離れた自然豊かな町の子会社に出向していた。その町でアパートを借り、残り数か月の会社員生活を送っていた。久しぶりに会った東さんは、日に焼けて以前よりも溌溂とした印象を受けた。東さんは観光地であるその町を私に案内し、静かな喫茶店に入ったところで、この一〇年間の二型糖尿病の経過と職場の異動や親の死などを記した簡単な年表を見せながら語りだした。特に、子会社への出向を自ら選んだことと、そこでの暮らしについて長く話した。その語りが一息ついたところで、東さんは、しみじみと現状を振り返った。

東さん：……まあでも、こっちに来てお客さんだけど、ほんとに、あの、からだはいいよね。
細野：（笑う）
東さん：先生に聞かれて「どうですか。」って言われて、「あ、いいですよ、快調です。」って最近答えてるもんね。これ、気分的に違う。気分的に快調ですね。今まで調子悪くなってくると、「どうですか。」、「いや、だめですね。」とかね。
細野：前、お話を聞いた時とは、ずいぶん違うなっていう印象がありますよね。
東さん：違う。
細野：あのときは、やっぱり、もうどうなってもいいんだよ、みたいな、のも。
東さん：まあ、それも、無くはないけどね。
細野：うん。
東さん：でも、今はいい。

細野：うん。

東さんは、新しい町に来たことと「からだはいい」ことをつなげ、診察で主治医にからだが「快調」だと答えることが「気分的に快調」だと語った。新しい生活は身体の「快調」をもたらし、その「快調」を主治医に伝えることが「気分的な快調」につながっていたようだ。かつての投げやりだった状態を知る私に、そのことを問われて「それも無くはない」と答えながら「でも、今はいい」と明確に過去と今を区別していた。一〇年ぶりに出会った今の東さんは「からだ」も「気分」も「快調」だった。

（１）主治医との付き合い方──「夏だから、減るでしょう」

東さんは同じ主治医にかかっており、主治医との付き合い方はすっかり安定していた。数年前に、一日三回打つインスリン療法から一日一回打てば済むビクトーザへと切り替えていたが、血糖マネジメントが悪化しだしたことから、主治医がインスリン療法に戻そうとしていた。

東さん：で、（先生が）「（ビクトーザでは）やっぱりだめかな。」みたいなこと言ってるんだよね。で、いや、インスリンにすると一日三回打たなきゃいけないでしょ。その、食事の前に。ビクトーザって、朝一回打ちゃいいもんでさ。そりゃもう、絶対こっちの方が楽だから。「先生、ちょっと待ってください。」と。「もうちょっと僕も努力して、あの、節制をして、体重落とすように努力しますから。」って言って。「1か月ください。」って言って。
細野：へぇ。
東さん：それ、今年の春頃かな。ま、その頃にこっちの方に来てたけど。わりかし、ほら、気分的にもうリラックスしてきてるもんだから、多少こう横ばいが、ちょこっと、こう落ちるぐらい。で、先生が「いやあ、あんまり成果が出ませんね。」って言うんだけど「いや、悪くなってないし、もうちょっと、長い目でもうちょっと見ましょうよ。」とか言って。そしたら、こう、ちょっと下がってきたのね。で、最近は、この間は七・一だったのかな。まあ、ようするに七点台の上の方から、今、少し下がってきて。
細野：はいはい、下がって。
東さん：「もうちょっとで六点台ですね。」、とかっていって言われて。「まあ、夏だから、減るでしょう。」、なんて、調子のいいこと言って、今、いるんだけど。

それまで東さんは、主治医に導かれ治療を進めてきた。しかし、主治医が管理の楽なビクトーザからインスリンへ戻そうとしているのを聞きつけると、東さんは「待ってください」と声を上げ、「僕も努力」することを条件にビクトーザを継続するための交渉を開始した。「僕も」という言い方には、主治医とともに治療行動に努力しようとする姿勢がみて取れる。自分が望む治療方針を、主治医に選んでもらうためには患者も努力せねばならないことが、東さんの交渉からわかる。つまり、主治医が患者の努力を必要としていることを、東さんは捉えているのである。主治医の考え方を汲み入れて交渉可能な患者となり、「あんまり成果が出ない」と言われても「長い目でもうちょっと見ましょう」と、受診のたびに時間を稼ぎながら、「もうちょっとで六点台」のところまで漕ぎつけた。ここまで来ると「夏だから減るでしょう。」という東さん独自の理屈が飛び出している。ビクトーザとインスリンをめぐる交渉は東さんのペースになり、いつしか主治医は東さんにリードされている。東さんは、こういった主治医との交渉の経過を「調子のいいこと言って」いると茶化して締めくくった。東さんが交渉の末に守ったビクトーザ継続のエピソードには、主治医の治療方針を自分の思惑に寄せつつ、患者自らが望む治療を創りだすという、医師に先導される患者とは異なった関係がみてとれた。

(2) 薬とゴミ――「ゴミ出すときがなくてさ、たまりっぱなし。」

金曜日の午後にインタビューを行ったため、東さんは仕事を休んでいた。インタビューが二時間近くに及んだ頃、時間が気にかかって東さんに尋ねたところ、翌日から遠方に住む息子の家に泊まりに行く予定であり、「薬がない」ため、これから一旦電車で一時間以上かかる自宅に戻って旅行の支度をすると教えてくれた。

東さん：（自宅に）戻らないと薬がない。
細野：（笑う）。
東さん：明日、明日、××（息子のところ）行っちゃうから。

細野：うん。
東さん：で、あさって、こっち（今のアパート）に帰ってくると、一週間分ないんだよね。うん。すると、帰れないから。
細野：うん。そうか。
東さん：結構、注射器忘れたりとかね。
細野：（笑う）。
東さん：針がなかったとか。
細野：あら（笑う）。
東さん：っていって、慌てて帰ったことあったけど。
細野：ああ。
東さん：自分で、あると思って。（中略）で、向こう（自宅）へ帰って、週末だけ帰ってるもんだから、ゴミ出すときがなくてさ、たまりっぱなし。
細野：病院へ出してるんですか。
東さん：ん？
細野：ゴミ…。あ、普段のゴミ。
東さん：普段のゴミっていうか、向こうの自分のうちにね、土日に帰るでしょ。
東さんは、週末に息子の家に泊まりに行き、その後、平日を過ごす自分のアパートに戻ってくる計画を立てていた。それを実現するためには、まず、自宅に戻って一週間分の薬を取ってくる必要があった。旅行に行くときには、注射器や針を忘れて「慌てて」帰ることもあったようだ。冗談交じりにそんなエピソードを語ってから、自宅に帰ることにつられてゴミ出しの話へと移っていった。私は、注射に関する内容が続いていると思い、注射針などの医療用廃棄物が「たまりっぱなし」だと勘違いしていた。しかし、東さんが言っていたのは週末に自宅に帰るため、自治体指定の収集日にゴミを出すことができず普段のゴミが「たまりっぱなし」で困っていることであった。旅行に出かけたり、家庭ゴミを捨てたりするという行為は、東さん自身もとりたてて意識していないような、何気ない日々の営みのひとつに過ぎない。東さんが旅行に行くとき、また、来週の生活を計画するとき、見積もられる必要な準備は普段の暮らしぶりを映し出す。東さんには、先取りした時間の分だけ必要な薬が見込まれていた。このように、毎日の暮らしの中にある治療は特別なことがらではなく、衣食住と同様に東さんの日常の営みになっている。それは、東さんの苦悩に呑まれた病いの経験や、自分流の服薬管理を主治医に交渉した経験のような「明瞭な」病いの経験を記述していた私にとって、新鮮な様相だった。

6　一〇年ぶりの語りが映し出した生活になじんだ二型糖尿病

一〇年ぶりのインタビューから、水谷さん・東さんに変わったこと、変わらないことが見えてきた。水谷さんは「糖尿のほうはね、高値安定でさ。」という変わらないユーモラスな病いの語りがあった一方で、同じクリニックに通う仲間と病気について語り合う集まりが、新しく生活に取り込まれていた。東さんは、一〇年前と同様に「どうなってもいい」と投げやりになることが「なくはない」が、「今はいい」といくらか心地よく日々を暮らしていた。このように時間を経て再び語りを聞いたことで、私には以前と別様な二人が見えてきた。私は病いの経験に焦点をあて、水谷さんのユーモアや東さんのサファリング（苦悩）を、ライフヒストリーとともに再構成することを目指した。それらは当然のことながら、それぞれの病いをモチーフとしたストーリーとなった。しかし、病いの経験そのものは「生々しい感動を伴う知識」（中野 1984: 87–88）となる反面、「感動を伴わない何気ない語り」は聞き流されてしまう。東さんの「薬とゴミ」に関する語りは、「生々しい感動」を伴うものではないが、彼の毎日のありふれた光景が映し出されている。それは、病いそのものに焦点は当たっていないが、東さんが糖尿病とともに暮らす確かな生活感覚から生まれた語りであろう。いわば、二型糖尿病とともに暮らしている人たちは、病いの経験と同時に「病いとは言いがたい経験」もしているのだ。ある部分にフォーカスしたライフストーリーでは見ることができない「誰にも隠されていないが、誰の目にも触れない」[4]（岸 2015: 24）ような普段の姿に焦点をあてることで、二型糖尿病とともに暮らす人の本当の内実に迫ることができるのではないか。生活になじんだ何気ない二型糖尿病を理解することは、糖尿病のみならず慢性的な病いとともに生きる人々への新たなアプローチを見いだすヒントになるかもしれない。

第一章 注

[1] 桜井厚『インタビューの社会学』(2002)は、社会学以外にも歴史学、質的心理学など複数分野にまたがって普及した。それに伴い、疑問や批判も聞かれるようになった(石川・西倉 2015: 8-9)。ライフストーリー研究での「対話的構築主義」や「相互行為としてのインタビュー」については、「物語を語る」という活動を支えるのは会話の具体的展開にも依存しているにもかかわらず、「物語として語る」ことを遂行させたその相互行為が見落とされていること(鶴田・小宮 2007)、「分からなさ」が前提にされた語りの「解釈」に注目し、インタビューのただ中でそれとして「分かる」理解可能性から離脱していること(森 2018: 202-223)など、批判的検討が続けられている。

[2] 昨今の看護研究でも依然、「相互行為としてのインタビュー」という研究方法はまだ浸透していない印象がある。その背景には、看護研究での質的研究の教示の仕方に因るところがあるのではないか。リサーチクエスチョンにより研究方法は定まってくるため、「質的研究」と一括りにすることは乱暴であるが、看護研究に関するテキストを散見すると、質的研究ではしばしば「コード化」「カテゴリー化」から「テーマ」を抽出して現象を説明する方法が示されている(ポーリット・ベック 2010: 591-592; グレッグ・麻原・横山 2016: 38 など)。つまり、語り手の語り――経験したこと――だけに着目して、その内容を、抽象度を上げてまとめていく方法が看護研究の多くのテキストで教示されているために、「相互行為としてのインタビュー」という方法が周知されにくいのであろう。

[3] 桜井はK・G・ヤングの teleworlds と storyrealms に倣い、できごとがプロットによって構成されている〈物語世界〉(語られたこと)と、語り手と聞き手の相互行為と語りの社会的コンテクストなどのメタコミュニケーションの次元を表した〈ストーリー領域〉(語り方)に分類した(桜井 2012: 72)。この分類に対して、やまだは、この位相の区別の重要性を認める一方、「物語」と「ストーリー」という呼び名が招く困惑を訴えている(やまだ 2016)。桜井の分類は、一般的なストーリー(語られた内容)とナラティヴ(語るという行為を含む)という用語の使い方と異なっており、やまだは広く世界中で行われてきたライフストーリー研究などとの対話により桜井自身の研究の位置づけを明確にすることを勧めている。

[4] 歴史的なできごとを体験した当事者の生活史の語りを聞き取ってきた社会学者の岸による表現である。岸は社会学の範囲に収まらないもの、なにかの「ストーリー」にまとめられないもの、分析も解釈もできないものを「無意味な断片」として集め、そうした「断片」からできている世界や人とのつながりを論じた。ここでの、何気ない語りへの注目は、ライフストーリーでは分析や解釈の対象とならないようなありふれた語りや場面に注目するという点で、岸の関心と類似している。一方、二型糖尿病とともに暮らすうえで、それらの何気ない生活は病状に直結して医学的意味を帯びやすい。その点で、それらの何気ない日常を「無意味」と表現することは難しい。

第二章
日常からまなざす二型糖尿病者の経験

1　二型糖尿病者の日常を記述する方法論

前章「薬とゴミ」で記述した東さんの何気ない生活は、人生における病いの経験にフォーカスしてきた私にとって新鮮な発見だった。私は先行研究と同様にサファリングやホープ、ウェルビーイングなどのある一局面がテーマになった病いの経験を、気づかぬうちに前提にしていたからだ。しかし、一〇年ぶりのインタビューでわかってきたことは、とりたてて注目されることもないような「普段の二型糖尿病治療のありよう」こそ重要なのではないか、という問いであった。長期の経過をたどる二型糖尿病では、「病いとは言いがたい経験」、つまり、病者本人の当たり前の日常という経験も同時にありそうだ。気にせず流れていく語りの中に、目立たないが日々の暮らしになじんで確かにある、病いにまつわる経験について考えてみたい。

(1) 現象学を通じた記述

意識しないような日常の経験は、当人にとって当たり前になっているため、改めてそれ(「病いとは言いがたい経験」)として言葉にすることは難しい。私は二型糖尿病とともに暮らす人の、「病いとは言いがたい経験」に接近するための方法を考えてみた。例えば、入院した患者は、病院で元の日常と同じようには暮らせない。すると、それまで当たり前に過ごしていた日常が、対象化されて浮かび上がってくる。そこで私は、患者の入院や定期的な診察、家での生活場面といった暮らしのなかに約一年間同伴し、そこに埋もれていた彼らの日常を浮かび上がらせる機会を捉え、描き出すことを目指した。

二型糖尿病の治療を続けている人たちが経験しているありふれた日常では、治療に関することも、そうでないことも当たり前に営まれているだろう。病いの慢性的な経過を考慮すれば、「病い」だけに焦点をあてることは、彼／彼女らの経験している世界との齟齬を来すのではないか。浮ヶ谷が糖尿病とともに生きる生活世界を「病気だけど病気ではない」（浮ヶ谷 2004: 8）と描出したように、この曖昧な経験を表現するには、疾患（disease）／病い（illness）という既存の二項対立に頼ることなく[1]、その人が当たり前に経験している様相をできる限り崩さないように記述する必要があろう。そこで、二型糖尿病の治療を受けている人たちに当たり前となっている、病いも治療も生活も含みうる経験をここでは〈日常〉として表してみたい。

「語らなくてもわかっている」当たり前のことは、「よく馴染んでいて、自分自身の生と一つになっているがゆえに、それについて語ることはかえって難しい」（田口 2014: 17）。この当たり前の経験にどう迫るのか。メルロー＝ポンティが例示するように、私たちと森や草原、川とのかかわりから考えてみよう。私たちは森や草原や川を見るや否や、それとしてわかる。それは、地理学を学んで理解したことではなく、「森とか草原とか川とかがどういうものであるかをわれわれにはじめて教えてくれた（具体的な）風景」（メルロー＝ポンティ 1967: 4）から始まった了解である。つまり、私たちの経験には、森や草原や川といった認識に先立ち、「認識がいつもそれについて語っているあの認識以前の世界」（メルロー＝ポンティ 1967: 4）、つまり、「語らなくてもわかっている」世界がである。現象学は、森や草原や川にかかわる私たちの経験を、この「語らなくてもわかっている」次元まで立ち返って、その成り立ちを記述する。ここでは二型糖尿病の治療を続けている人たちに当たり前となっている〈日常〉を、現象学のこの見方に倣って捉え、記述することにした。

しかし、「語らなくてもわかっている」ために「語ることが難しい」当たり前のことを、どのようにして捉え、言葉にしていったらいいのか。「われわれが徹頭徹尾世界と関係していればこそ、われわれがこのことに気づく唯一の方法は、このように世界と関係する運動を中止すること」（メルロー＝ポンティ 1967: 12）だとメルロ＝ポンティは言う。この思考を借りれば、私たちが当たり前に世界とどうかかわっているのかを知る方法は、そのかかわりを変えることではないだろうか。例えば、中枢神経障害でしびれている身体で生きる人は、ビニール袋に触れることが身体に「響く」という経験をしていた（坂井 2019: 73-76）。通常時（しびれていないとき）には、何気なく触っていたビニール袋が、しびれている身体においては「痛くてだめ」だと表現される。ビニール袋にうまく触れられないという経験は、自分がかつて、どのようにビニール袋を触っていたのかという「当たり前」を知る経験となろう。また、成人や高齢者が多く入院する内科病棟に、小児科病棟から異動した看護師の例では、大人の患者を一人で移動し清拭したりするといった、看護師にとって「すごく簡単なことがわからない」という経験をしていた（西村 2016: 48-50）。新しい病棟、新しい患者では、援助が一人で行えるか否かの判断さえうまく働かず、それまで自明であったことがわからなくなってしまうのだ。このように、「いつも」当たり前の世界との関係が破綻した時、その「いつも」がみえてくる。二型糖尿病の治療を続けている人であれば、入院した時、それまで過ごしていた「いつも」の〈日常〉がみえてくるであろう。また、定期的な診察・血液検査や血糖値測定をすることによって、「いつも」の〈日常〉がみえてくることもあるだろう。こうして「日常に埋め込まれてはっきり自覚されていなかった経験の（再）発見を導く態度」（西村 2016: 334）に基づけば、「病いとは言いがたい経験」である〈日常〉を描き出すことができる可能性がある。

また、この研究では、許可が得られた人の入院中や退院後の定期的な診察、その人の普段の生活圏内に同伴した。さらに、四季の経過には習慣的になっているふるまいを捉えるきっかけが埋まっていると考えたことから、一年間にわたる調査を実施した。[2] フィールドワークには、「出来事が起こるときに他者がどのようにしてそれに対して反応するのかという点について観察する作業と、自分自身でそれらの出来事とその背景となっている状況要因を体験する作業との両方」が含まれている。そして、他者の生活により深く「溶け込む」ことで、他者の実感を理解しようとする研究方法である（エマーソン・フレッツ・ショウ 1998: 24-25）。そこで、彼／彼女らの傍で、当たり前になっていたことを「観察」し、その側での「体験」を通じて、彼／彼女らの〈日常〉がいかなるものであり、感覚なのかをつかむことを目指した。

現象学的看護研究でのインタビューでは、「一緒に会話するなかに自然と織り込まれていく描写（記述）に対してただ素直に反応すること」が聞き手の仕事だといわれている（トーマス・ポリオ 2006: 44）。そのため、インタビューガイドを用いるのではなく、語らいのなかに「自然に」現れた事実から、その人が経験しているあたりまえのことを象る言葉を掬いあげることを心がけた。

データ分析では、フィールドノーツ、インタビューの音声データを書き起こしたトランスクリプトをくり返し読み、患者にとって当たり前になっていることが現れていると思われる箇所を探し、何気ないふるまい、言い慣れたフレーズ、主治医とのやりとりのテンポ、また、その人がよく使用する表現にも着目した。また、特に驚きが生じた場面にも着目して分析を進め、その人の当たり前になっていることの意味を考察した。そして、その意味が何を見聞きし、想起したことによって成り立っているのかという「構造」や、その意味が、「過去の諸経験の積み重ねや知識の更新」によっていかに生まれてきたのかという「発生」を記述し、「日常は自覚していないような」次元を含む〈日常〉の成り立ちの描写を試みた（榊原 2016: 258–266）。記述にあたっては、読んだときに、「語らなくてもわかっている」〈日常〉だと肯けるような、つまり、「現象学的肯き（Phenomenological Nod）」（Manen 1990: 27; Munhall 2012: 523）がもたらされることを目指した。

2　保田さんの日常

保田さん（仮名）は六〇歳台後半の男性で、生活保護を受けながら一人で暮らしていた。身長が一七〇センチ近くあり体重が一一〇キロだった保田さんは、呼吸困難で緊急入院した際、主治医である田中先生（仮名）に診てもらうようになった。常々、主治医から「何しろ痩せましょう。」と言われていたが、五キロしか体重を落とせず糖尿病の疑いもあり、再入院となった。二か月にわたる入院中に、糖尿病の基本的な治療である食事療法・運動療法・薬物療法が開始された。また、退院後に自己管理ができるよう糖尿病教室に参加して多くの知識を学んだ。保田さんの身体とその世界は、この間に大きく変化した。

（1）今はもう夢のよう

入院中、運動療法として歩くように勧められた保田さんは、まずは病院内を歩き始め、歩数や体重を小さな手帳に記録しだした（図1）。結果、保田さんはこの入院中に一二キロ痩せ、一万歩を歩けるようになった。保田さんにとってこの手帳は、この先に展開されていった治療への熱心な取り組みを推し進める重要な道具となった。

退院を間近に控えた保田さんは、手帳を見ながら通院し始めた頃と今とを対比させながら、大きく変わった身体の経験を語った。

保田さん：それで、一応は今（手帳を広げる）、九三・六五キロに、今日九三を、あ、九四を割ったんで、かなり減ってきたんですよね。（中略）だから、今はこの体重になってから、

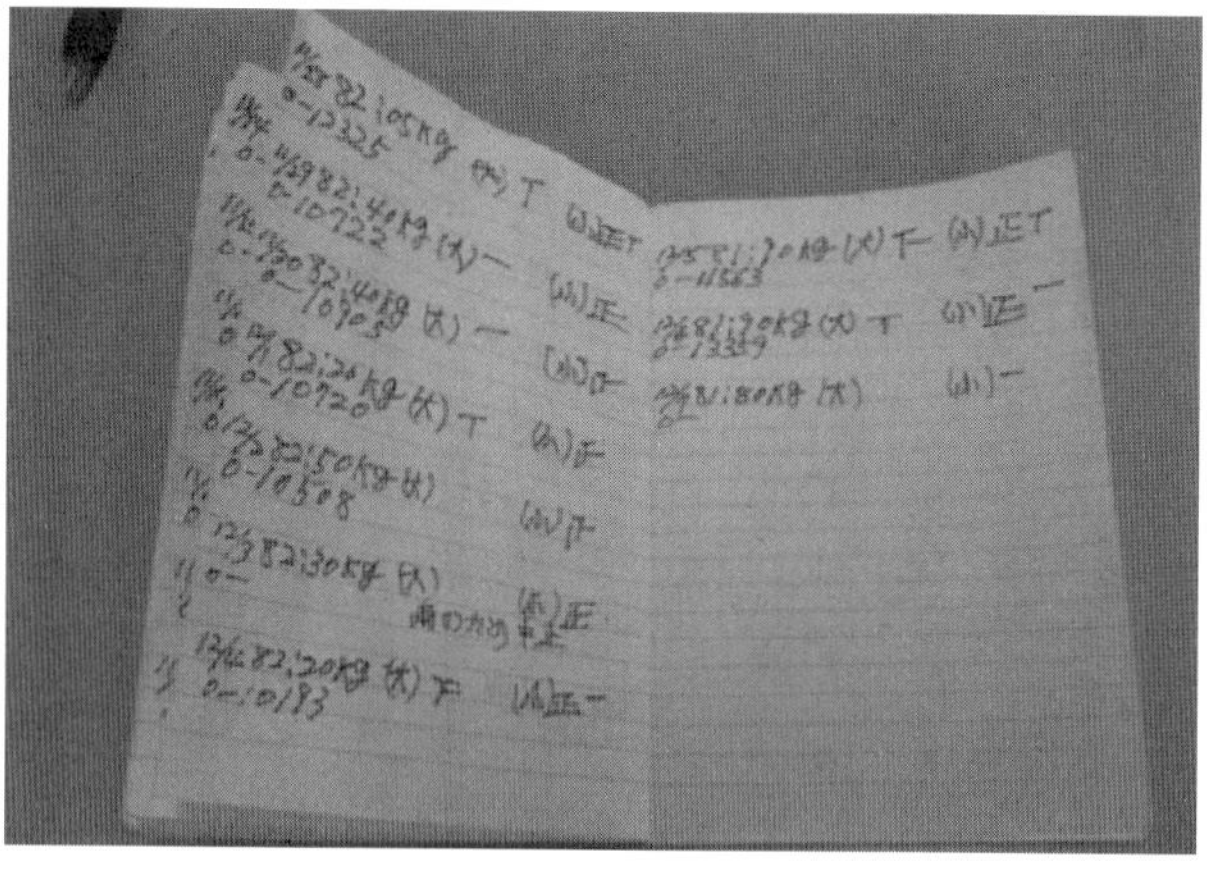

図1　保田さんの手帳

すごい楽なんですよ。あのー、最初ここに通院に来た頃は、話すのも、もうやっとだったんです。（中略）例えば、コンビニの中をぐるっと回ったって息が切れるくらいだったから、そのくらいまで太ってたんですよ。で、だめで。

細野：じゃあ、それを思ったら、この（病院の）周りを、ねえ。

保田さん：夢のようです。

細野：三周もね、休憩なしで回って。（一回目インタビュー）

大幅に痩せた保田さんは、今の体重を「すごい楽」だと感じていた。通院し始めた頃は、「コンビニの中をぐるっと回ったって息が切れるくらい」だったが、今は病院の周りを休憩なしで三周も回ることができるからだ。保田さんはそんな今を「もう夢のよう」だと語った。また、この歩く行為は、歩数計や手帳に数字で表現されるようになった。

保田さん：（手帳を見ながら話す）これはもう二〇〇歩しか歩いてないね。ここが一〇〇歩。（笑う）こんな状態だったんですよ。で、トータルで一日三回に分けても三八〇〇。七〇〇〇なんか「到底行けないね」って［先生たちに］言われてて（中略）それで、徐々に徐々に、こう伸ばしていって、七〇〇〇歩台が結構長かったんですよ。（中略）で、やっと九〇〇〇行ったって思って。（少し笑う）それで、一万歩を目指すんだけど、壁が、うーん、退院近い今の状態になって。だいたいこの辺を九〇〇〇とか、九六〇〇とか、最高は行ってるんだけど、あと一歩が届かないんですよ。もう、限度で。だから、今はもう、入院した時から比べれば、もう夢のようですよね。（歩きながら）話はできるし。（二回目インタビュー）

保田さんは、この歩数の数字に意味を読み取っていた。楽に歩けるようになった現在から、苦しくて歩けなかった過去を振り返ると、手帳に書かれている数字は、歩けるようになった分の数字として安田さんに見えていた。今の一万歩は、歩きだした当初の「こんな状態だった」一〇〇歩と比べると「もう夢のよう」だと見えてくる。そして、この歩くことができるようになった数字には、歩きながらも「話ができる」という身体能力の変化も伴っている。今の保田さんには、手帳の歩数が楽に歩くことができる指標として映っていた。そして、過去の自分にはできなかったことを成し遂げた喜びが表現されていた。

このように入院して身体の状態が大きく変わった保田さんは、長く歩けるようになったことや、衣類が着られるようになったことを楽しんでいた。保田さんは外泊したときに、以前はいていたジーンズに足を通してみたという。

保田さん：このあいだ、うち、泊まった時に（ジーンズを）はいてみたら、（うれしそうに）もう楽にはけたんですよ。ああ、よかったーって。だから、目標は八〇キロ台の前半に戻したいんですよね。（二回目インタビュー）

かつてのように、歩いたりジーンズをはいたりする、「できる」ことを喜び、とりわけ、「楽にできる」心地よさを実感していた。そんな保田さんは、退院後も日々の食事・運動に気をつけ、さらなる自分の可能性の拡大を目指していった。

(2) あ、少ないんだ

入院中に一万歩を歩けるようになった保田さんだったが、食事は「どうやって作ろうか」と心配していた。そこで、糖尿病教室に参加し、毎度出される病院の食事を見て「食べていいもの」と「食べちゃいけないもの」を覚え、退院前の外泊時に試作してみたという。保田さんは食べる量がわからなくなってしまわないように弁当箱を使っていた。一人暮らしの保田さんは、一度に一日分の食事をつくってしまった方が都合よく、朝のうちに三つの弁当箱に三食分を詰めていた。食事は「そういうやり方」で、「それで運動すれば」自宅でも糖尿病の管理ができそうな手応えを感じていた。ところが、退院後初回の診察でこの弁当は見直しを迫られてしまう。診察では、田中先生からの「どうですか。」という問いかけに、保田さんはまず手帳を広げながら一日一万歩を歩き続けていることを伝えた。田中先生は一か月で保田さんの体重が七キロ減っていることに気づき、減量のペースが速いことを注意した。続けて血糖値の記録を確認しているときのことだった。

保田さん：（掌にすっぽりと収まった小さなお弁当箱［図2参照］をカバンから取り出し）先生、いつもこれを食べてるんです。

田中先生：（弁当箱を手にして）え？ こんなに小さいんですか？ これじゃあ栄養失調になっちゃいますよ。（驚いた表情で筆者の顔をちらっと見て）保田さん、入院中に食べてた量よりも少ないですよねえ。

保田さん：（驚いたように）そうなんですか。もう一つ大きなタッパでいいか。あ、少ないんだ。（力なく）でも、僕はもうこれでめいっぱいお腹が膨れるんです。（三回目フィールドノーツ）

診察後、急遽、栄養相談が実施され、管理栄養士は減量のやり過ぎを緊張感のある態度で指摘した。診察開始時、田中先生からは減量のペースが速いことを注意されたが、保田さんはそれに応じる様子はなく、カバンから弁当箱を取り出して田中先生に見せた。それを見た田中先生の驚いた様子を見て、ようやく保田さんは自分の食事が少ないことに気づき驚いた。病院の食事を覚えて取り組んだ弁当箱の食事は、保田さんが「いつもこれを食べてる」と語ったように既に習慣化されていたが、主治医や管理栄養士に量の少なさを注意され、減量のやり過ぎをたしなめられ

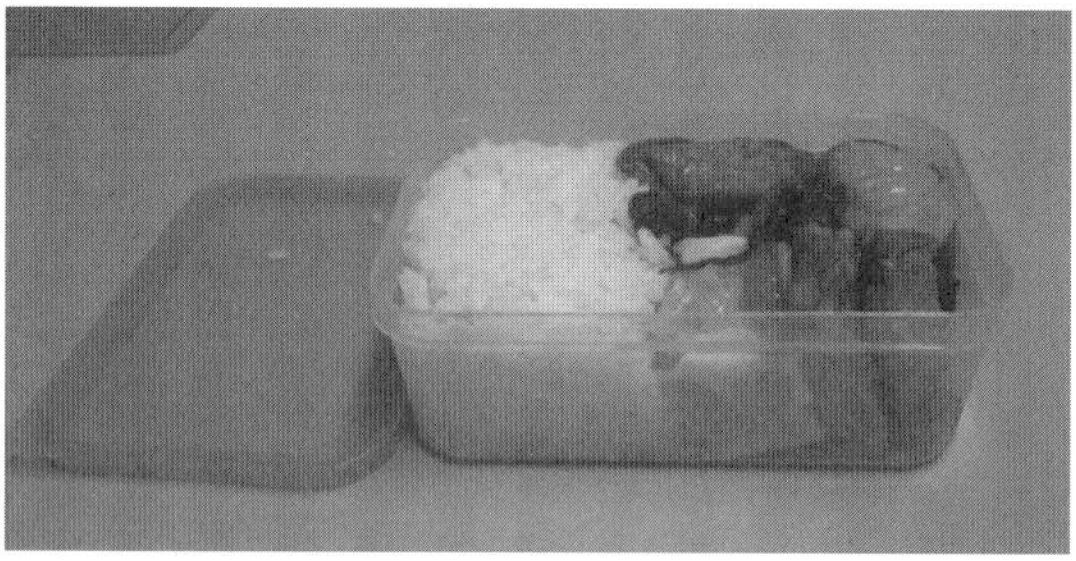

図２　保田さんが初回の診察に持参したお弁当

た。少ないと指摘された弁当箱の食事は、今の保田さんには「目いっぱいお腹が膨れる」ものとして身体化されており、そのギャップの大きさは熱心に取り組んできた保田さんの戸惑いを象徴していた。診察後のインタビューでは、食事を増やすことは「ほんとは嬉しいことなんだろうけど、自分で、このパターン作っちゃったもんだから、ちょっと戸惑った」「褒められるかと思ってたのに」と残念そうに笑った。自分なりに正しいと思って取り組んできた食事が過度に少なくなっていたことを指摘され、保田さんは食事パターン（習慣）の見直しに取り組むことになった。

(3) 挑戦

次の診察では、保田さんは弁当箱のサイズを一回り大きくしたが、一万歩以上歩いていたために、田中先生は摂取カロリーを上げてもいいと指示し、再び栄養相談がおこなわれた。保田さんは、管理栄養士に「ご飯を増やせばいい？」「油を足せばいい？」「野菜ジュースは飲んでも大丈夫？」など次々と質問した。入院中からそうであったが、保田さんは病院の食事に出たものは「食べられるもの」、出ていないものは「食べちゃいけないもの」と分類して献立を決めていた。しかし、その分類は、医療者たちの意図とは少し異なっていた。この時の栄養相談でも、保田さんは「今まで油はだめって言われたから、鶏肉をピョンって（フライパンに）置いて、水で味付けして。[3]（油は）だめって言われたから。」と話すと、管理栄養士は「だめっていうのは、取り過ぎがだめっていうことで。」と訂正した。このように、保田さんは、「食べられるもの／食べちゃいけないもの」という二択を厳密に行っていたが、医療者たちは食品の分類よりも栄養素と摂取量を基準に食事を決めるよう教えていた。保田さんは、油が「食べられるもの」に分類され直し、「油がいいならレパートリーが増える。」と笑った。運動面でも、いつしか階段昇降を取り入れており、田中先生から「ストイックにやり過ぎ」と止められることもあったが、次第に月に一キロ程度の減量に収まっていった。退院から四か月を過ぎた頃の診察で、田中先生から「今の体重の減り具合は理想的」だと言われ、ここから保田さんは徐々に食事で独自の「挑戦」をするようになった。

保田さん：（いたずらっ子のような表情で）この前、もうちょっと挑戦してみたの。あのね、甘いのあるでしょ、クッキーの。それを買ったの。あとはエビせんと。そしたら、ドーンと七二キロまで下がってもドーンと（体重が）上がっちゃうのね。だから、すぐ歩いて、運動の効果が出るようにね。（七回目フィールドノーツ）

保田さん：そう。最近ね、少し普通より多くしてるの。それでエビチリやったら（体重が）上がっちゃった。あれ、甘いのね。まだ甘すぎるのは栄養になり過ぎるんだね。最近は一般のものも多くしてるの。ブドウパンを一個増やしてるの。
細野：いつ食べてるんですか？
保田さん：朝。夜も食べてみたんだけど三〇〇グラムもピューンと跳ね上がるんだよね。いろんなのを試してるの。だから、危険になったらやめるけどね。（八回目フィールドノーツ）

ここでの保田さんは、「この前〜してみた」「最近〜してる」といった語り方が示すように、食べものを普通より多くする「挑戦」をしていた。それまでの普通にはなかったクッキーやエビせん、エビチリや一般のもの（市販の総菜のこと）、ブドウパンなどを食べていたのである。この挑戦は、今まで食べてこなかった食べものの種類を増やすことだけではない。重要なのは、減量を続けることである。保田さんの「いろんなのを試してる」という挑戦は、減量を保ちながらいろんなものを食べるという挑戦なのである。「だから」、保田さんは体重が「ドーンと上がっちゃう」ようならすぐ歩き、体重が危険な値になれば、それらの食物を食べないようにしていた。「ドーンと上がっちゃう」や「ピューンと跳ね上がる」と言い表された体重増加には、挑戦しながら恐る恐る体重の経過を見る保田さんの敏感さが滲み出ている。三〇〇グラムの体重増加が、「ピューンと跳ね上がる」と表現される感覚では、食べたいものを試すことはまさしく「挑戦」なのだろう。このように、保田さんは食べたいものを試しながらほどよい減量を保てることを強く願い、食の自由を広げる飽くなき「挑戦」に没頭していた。

（4）体重次第で調整可能な実践システム（習慣）の確立

保田さんは教育入院後、一年間にわたってほぼ毎食弁当を食べ、天候が許す限り自宅近くの土手で運動し、歩数と体重を手帳に記録し続けた。一年が経つ頃には、体重の変動に応じた数多くの対処方法ができており、減量を維持する実践システムが創られていた。

私が保田さんの運動に同行させてもらうため、初めて自宅を訪れたときのことである。保田さんは「お弁当見ますか？」と言い、冷蔵庫を開け始めた。保田さんの食事・運動の取り組みを、診療の度に傍らで聞いてきた私には、その冷蔵庫の中を見た瞬間、それまで聞いてきたことが一挙に現実として目の前に立ち現れた。そして、保田さんの食事実践が実にうまく回っていることがわかった。

保田さん：こんな感じです。（部屋の角にある背の高い冷蔵庫の引きだし式の大きな冷凍庫を開け、次いで、きっちりと積まれているタッパや食材の説明を始める）（図3）。
細野：「うわ！ぎゅうぎゅうに詰まってる。」
保田さん：（次に冷蔵庫に移る。冷蔵庫にはお弁当が三箱と「調整分」という小さなお弁当が二箱、扉の裏には低脂肪牛乳一リットルが二つ、野菜ジュースがぎっちりと並べられている。チルド室にはロース生姜焼きなどのコンビニで販売しているレトルトパックが数個入っている。チルド室からレトルトパックを出して）最近これに挑戦してるの。（一二回目フィールドノーツ）

保田さんが「こんな感じ」と冷凍庫から開けたのは、冷凍庫こそが食事実践の要になっているからだ。保田さんは、一度に四つの弁当を作って冷凍庫に積み上げて一列とし、弁当箱が四つ減ったら新しい弁当を四つ作っていた。四つのお弁当には、レトルトパックの三〇〇グラムのご飯を一五〇グラムずつにわけて入れ、市販と自作の総菜とを合わせ、おかずが少なくとも三種類入るように

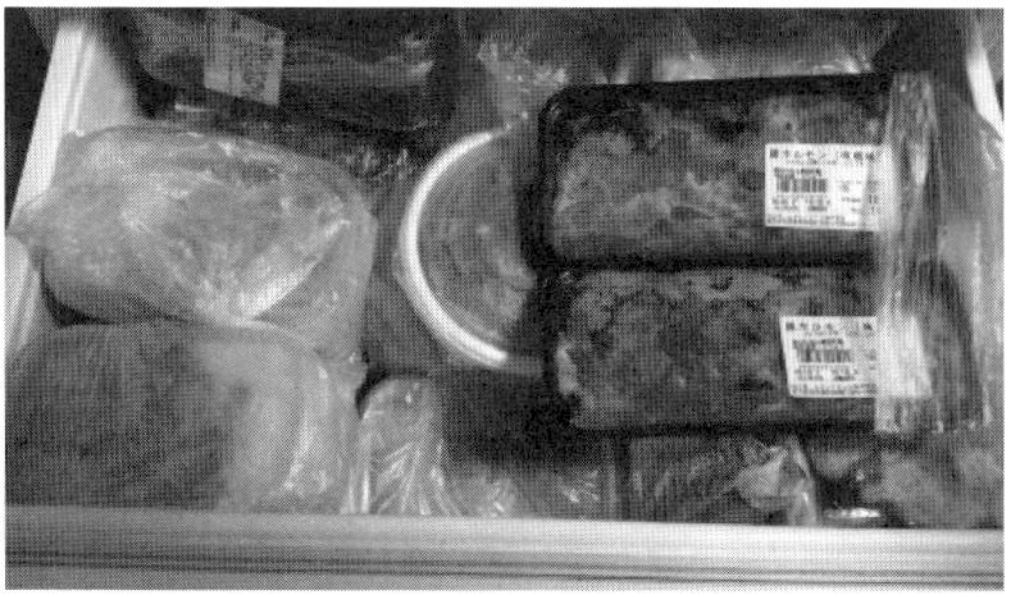

図３　保田さんの冷凍室下段の弁当箱と調理済み食品

している。例えば、よく買う焼き鳥のモモ串ならば肉片がちょうど四つであり、それらを串から外して一個ずつ弁当箱に入れる。このようにして同じメニューの弁当を4つ作り、一列に積んで冷凍しておく。食べる前日に翌日分の弁当を冷蔵庫で解凍するが、翌日食べる一列分は冷凍庫の手前に積んで用意してある（図３の左下側）。この一列はいろんな種類の弁当を「ちょこちょこっと挟む」ことで同じメニューが続かないように工夫しているが、たまに同じものが続いて「あ、出しちゃったー。失敗したなー。」と苦笑いすることもある。

保田さん：それで、なるべく、どんどんどんどん一列ずつやってけば、常に満タンになってても、あのー、そんな古くならないで食べれるっていう。（四回目インタビュー）

保田さんの食事実践は、弁当がなくなれば作るという連鎖的な行為を「どんどんどんどん」「やっていけば」弁当が「古くならないで食べられる」という方法だった。弁当箱の一列が保田さんの食事実践を回す歯車となり、一列が少なくなってきたら次の一列を作るための買い物、調理、弁当詰め、冷凍が連なる。「どんどんやれば〜できる」という語り方は、保田さん自身が食事実践に取り組んでいることだけでなく、実践の結果、メニューの違う弁当がうまい具合に食べられる状況が整っていることまで表している。

そして、運動実践も順調に続けられていた。私は保田さんに自転車を借りて、普段のサイクリングコースを一緒にまわった。思えば一万歩を歩けるようになり「夢のよう」と語った調査初期にも、私は保田さんと病院の周りを一緒に歩いた。病院の周りは約三〇〇〇歩で二周も歩くと保田さんの息が切れるため、私は心配して休憩をとりながら同伴した。しかし、一年後のこの調査では私の方が疲れてしまい、保田さんが私を気づかって休憩をとってくれた。私は保田さんの身体の変化（と、自分の体力低下）を痛感したことを記憶している。そして、保田さんは体重の変動に合わせた運動の仕方を次のように話した。

保田さん：体重が目いっぱい増えた時はこれを（サイクリングコースを）四周。そうすると（歩数計が）一四〇〇〇くらいになるかな。それで一八〇〇〇くらい行った時は四〇〇〇引いてだいたい一四〇〇〇くらいになるようにしてる。体重次第だね。普段は三周してる。

（一二回目フィールドノーツ）

普段、保田さんは、自転車でサイクリングコースを三周してから、さらにグラウンドを何周か歩いていた。「体重が目いっぱい増えた時」はサイクリングコースを四周走る。そうすると歩数計は一四〇〇〇歩ほどになり、その後グラウンドを歩いて一八〇〇〇歩くらいまで行ったときは四〇〇〇歩を引いて、手帳にはだいたい一四〇〇〇歩になるように書いている。つまり、保田さんの手帳には、記録する歩数を調整した一四〇〇〇前後の数字が記されている。保田さんが、歩数計から数値を差し引いて記録するという行為は、退院後二回目の診察頃から始まった。減量のやり過ぎを主治医たちから指摘されたことや、歩数計を二個つけて数値の誤差に気がついたこと等が関与していると考えられる。保田さんは「体重次第」で食事実践も変えており、「体重が太っちゃったな」と思った時には、「調整分」という小さなサイズの弁当を食べていた。

保田さんのインタビューでは、血糖値やＨｂＡ１ｃ、それを下げるための薬剤が話題に上ることは少なく、ひたすら「体重次第」で調整する食事・運動実践が語られた。糖尿病の治療をきっかけに始まった食事療法・運動療法は、保田さんに心地よく動ける喜びをもたらし、保田さんにとってさらなる可能性の探求、つまり、減量を可能にする食事・運動実践を追求する結果となった。当初は主治医たちから過度なやり方を指摘されたが、次第に食の自由を広げ、わずかな体重変動にも応じられる実践パターンと、それに適用するきまりをいくつも創りだした。また、それらの取り組みには、手帳、歩数計、弁当箱など定量化された道具の使用により、次の行為が促されるようなシステムが組まれ、スムーズに継続されていた。保田さんは糖尿病治療を契機に食事・運動実践の上手なやり方を探し続け、体重に成果が出るそれらの実践システムがうまく回る「習慣」を確立して、暮らしていた。

3　芦沢さんの日常

芦沢さん（仮名）は当時六〇歳台前半の会社員であり、介護が必要な母と二人で暮らしていた。ずいぶん前から高血圧の治療を受け、五年くらい前から二型糖尿病の治療も受けるようになった。調査に参加するまでに糖尿病治療を目的とした入院を二回、経験しており、調査時は腫れてしまった左足先を治療するため三回目の入院をしていた。芦沢さんは左足趾から足首にかけて蜂窩織炎[4]と診断された。糖尿病の場合、足の皮膚感染症は壊疽の原因になるおそれがあることから緊急入院となった。

（1）頭に入り方が違う

左足の治療が落ち着くと、芦沢さんは糖尿病教室に参加した。これまでの入院でも参加してきたが、今回は糖尿病教室の内容が「頭に入り方が違う」経験をした。教室に参加した翌日のインタビューで芦沢さんは次のように語った。

芦沢さん：三回（の入院）とも、あの、あれ（糖尿病教室）、聞いて。だんだんと。だんだんだんと、三回も聞くとよく覚えてる（笑う）。

細野：毎回だいたい同じ内容ですか？

芦沢さん：ああ、そう。そうそう。でも、頭に入り方が違うね。
細野：ああ。
芦沢さん：だんだんだんだんと、「おお、おお」。「あ、なるほどな」、とかね。最初、初回はあんまりわかんないね。わかんないっていうか、まあ、ほら、まあ、もう学生が教科書読んでるような感じですよ。「自分にそういうこともあんのか、ふーん。」って（笑う）。
細野：昨日ね、結構「ほお、そうかー。」みたいに、納得っていう感じの、ねえ、こう。
芦沢さん：そりゃ、自分がいろいろ経験すると、検査の内容とか見ると「あ、そうだそうだ、あれの時、ああいう意味でやったのかー。」とかね、うん、いろいろね、経験すれば、全部こう、一致してくるとね、納得感が違うよね。だから、ねえ「退院しても頑張ろう。」と、「頑張らなきゃいかん。」っていうのが、ますますなる。
細野：ふーん。
芦沢さん：だから、一回目行って、たぶん一回くらい来ても、「あ、元気になったんじゃない。」って、たぶん、あの、錯覚して、また、また、元の生活へだいたいたぶん戻っちゃうんだ。で、二回くらいやると、「あら、俺はやっぱり普通じゃねえんだ。」って思って、そっから改心するんじゃねえか（笑いながら）。
細野：経験者は語る。
芦沢さん：経験者は語る。たぶんね。二回だろうねって思うよね、やっぱりね。（一回目インタビュー）

三回にわたり糖尿病教室に参加してきた芦沢さんは、レクチャーされた内容をよく覚えていた。しかし、一回、二回と聞いてきた内容は同じであっても三回目は「頭に入り方が違う」。そして、検査や入院等をいろいろ経験すると、糖尿病教室で聞くことが「あ、なるほどな。」と思える。するとその途端、糖尿病教室に出ていた最初の頃の「ふーん。」と、あまりわからなかった自分の状態が見えてくる。このように、三回目の糖尿病教室で感じた芦沢さんの「なるほどな。」は、初回との違いを含んでおり「だんだんだんだんと」頭に入っていった時間を伴っている。それまで、糖尿病による足病変のリスクを聞いていたものの、よくわからなかった過去を背景に、足の異変が現実となったリスクが納得される。こうしてわが身でもって疾患や治療の了解が進んだことで、過去二回の入院では、まだ自分のその身体（糖尿病であるということ）を実感できず「元気になったんじゃない」と錯覚し、病いを気づかわない元の生活へ戻ってしまったことが見えてくる。二回もそうした経験をして、普通じゃない自分にようやく気がつくことができた。

芦沢さんは自分の経過を振り返り、糖尿病についての知識がようやく頭に入ったと分析した。芦沢さんが笑いながら振り返ったように、糖尿病教室で聞いていても、自分でいろいろ経験しないと、頭に入らないのである。というよりも、糖尿病教室で聞いていたからこそ、自分でいろいろ経験したら頭に入ってきたのだ。そして、糖尿病の合併症リスクが自らの身体で了解されることで、未来に向かって「頑張ろう」という意志が生まれてくる。

（2）数字があると安定してくる

芦沢さんは入院からの一年間、安定した経過をたどった。退院から二か月後、初回の診察後に採血を待っている場面でのやりとりを抜粋する。

細野：今日はお薬は変更なしですか。
芦沢さん：そう、だからね。次は、薬を減らしてもらうことだね。（笑う）
細野：あ、薬の種類自体を、ですね。どれか減らせそうなのはありそうですか。
芦沢さん：（笑って）いや、どうかな。血圧のはね〜、体重減らせばいいんだもんね。（手にしていた自己管理ノートをめくりだす。）
細野：体重は入院して減ったんですか？
芦沢さん：二キロ減った。
細野：退院後は変わりましたか？
芦沢さん：いや、そのまま。
細野：へえ。すごいですね。
芦沢さん：いや、がんばってます。（笑う）
細野：具体的に何をがんばってるんですか？
芦沢さん：いや、何もがんばってないです。（笑って即答し、続けざまに）体重計に乗る。一日おきに乗る。そうすると、あれがいけなかったかな、とかって、思うよね。たまにしか乗らないと、あ、こんなに増えちゃってたってなるもんね。しょっちゅう乗るっていうのがいいんだろうね。だって、今年初めに入院してそこで九八キロになって、その前は一〇〇キロ超えてたもん。（手帳をめくりながら前の方へと遡っていく。）
芦沢さん：ほら、〇月に入院したあとが九八になったでしょ。ほら、これはその前の月か。一〇〇キロあるもんね。（そのページの備考欄［最右側］には一〇一〜一〇二の数字が並ぶ。）
芦沢さん：血糖もこんな。二四〇とかある。（血糖値がびっしりと書きこまれたそのページには二〇〇台の数値が頻発している。測定が頻回なので、入院中か？）
芦沢さん：こうやって（数値を）つけるようになったのも入院してからだよね。その前は不真面目だった。四年やってきて、全然つけなかったもんね。今は真面目にやってる。数字つけないとわからないもん。数字があると安定してくるね。こないだの入院で二キロ減ったから続けないとね。（五回目フィールドノーツ）

診察の様子から、芦沢さんの左足の状態や血糖値は安定しており、私が処方薬に変更がないことを確認すると、芦沢さんは冗談めかして「次は、薬を減らしてもらうこと」という目標を語った。しかし、主治医に薬を減らしてもらう前に、まずは自分が体重を減らせば血圧が下がり、血圧の薬を減らすことができるのだという結論に至り、芦沢さんは体重を記してある自己管理ノートをめくりだした。自己管理ノートには、減量という観点から注視する体重が記録されていた。入院で減った体重が維持されており、私が「すごいですね。」と称えると芦沢さんは「がんばって」いると応え、その内実を問われると「何もがんばってない」と翻したが、すぐに体重計に乗るという自分の取り組みを紹介した。

芦沢さんが「いや、がんばってます。」「いや、何もがんばってないです。」という取り組みとは、いったいどんなものなのだろうか。芦沢さんは体重計に乗り、その値を血糖値の記録用に渡された自己管理ノートに併せて記録していた[5]（表3）。体重が多かった頃の記録では、二四〇を超えるような血糖値もあった。また、二型糖尿病になって四年間は記録を「全然つけなかった」が、入院した以後は真面目に手帳に記録するようになった。糖尿病治療で一般的な、食事療法や運動療法に取り組むよりも、まず体重計に乗り測定値を記録するという方法は、芦沢さんにとって「がんばってる」（毎日、体重計に乗る）とも「がんばってない」（食事療法・運動療法をしっかり行わない）とも言えるような取り組みなのだ。

そして、「数字があると安定してくる」という。恐らく、よほど変動がなければ、日々の体重や血糖値の増減を身体感覚的にわかることは難しいだろう。体重や血糖値の測定・記録のたびに、数字の配列から意味を読み取って自分の身体を理解し、時に「あれがいけなかったかな」と自分のふるまいを振り返りながら、少し軌道修正をする。そうして日々を過ごすなかで、改めてノートの数値の配列を眺めてみれば、週や月単位の長い時間において自分の体の状態が「安定してくる」ことがつかめるのであり、それが芦沢さんの取り組みのスタイルとなっていた。

表３　芦沢さんの自己管理ノートの使い方（データをもとに筆者が整理した）

	朝前	後	昼前	後	夕前	後	寝前	食事・運動・低血糖など
1	108						143	
2								96.6
3	95						156	
4								96.2
5	117						174	
6								96.8
7	123						145	
8								96.6
9								

（3）無意識だけど考えるんだね

芦沢さんへの一年間の調査を経て最後の診察日のことである。この日の芦沢さんのＨｂＡ１ｃは前回の六・八％からさらに下がって六・三％になり、体重は九三キロまで減っていた。私は芦沢さんに何か変わったことがあったのか尋ねたが、芦沢さんは「知らない。体重は知らないうちに、夏で痩せたのかね。」と笑い、「びっくりした。」とくり返した。

細野：ふーん。じゃ、ま、ご自身のそのお薬を飲むだったり、食事だったり、注射だったりというところは、まあ。
芦沢さん：（囁くように）そうそうそうそう。
細野：っていうところは、まあ。
芦沢さん：もう自分の生活の中に入っちゃってるもんで、無意識でね。（三回目インタビュー）

芦沢さんにとって服薬や食事、注射といった糖尿病の療養行動は、「無意識で」、「もう自分の生活の中に入っちゃってる」という。この後に続いた語りのなかに、それがどういうことか示唆されていた。

芦沢さん：取り込むってことがね、自分の生活パターンに、だよね。
細野：うんうん。
芦沢さん：最初は、意識してるけど、だんだんだんだんとね。例えば、回転寿司行くじゃん、最初は、一〇皿食べられるねと思うじゃん、そのうち…上（ネタのこと）だ。
細野：（笑う）
芦沢さん：お刺身にして。
細野：（笑いながら）はいはい。
芦沢さん：ご飯は半分にするとか、考えるんだね、やっぱり、結局。
細野：それは、薬、やっぱり通い始めて、お薬を始めてからそうですか。
芦沢さん：っていうか、まあ、今年とかね。そう、二回目退院してから、そう言えば、そうだねえ。
細野：去年入院して。
芦沢さん：そうそうそうそう。そうだねえって、だから、好きだから思いっきり思いっきりっていうか、まあ、前はもっとたくさん食べてたのを減らすだけじゃいけないのかねえとかって思いながら。

細野：ふーん。
芦沢さん：だいぶ違うよね、それでも、そういうのね。
細野：そうですね。
芦沢さん：長らくやるとね、そういう、なんかのときに気づかって。
細野：ふーん。
芦沢さん：ちょっとね、ちょっと、ちょっと。（三回目インタビュー）

芦沢さんによれば、「自分の生活の中に入っちゃってる」という取り組みは、「最初は、意識して」、それから「だんだんだんだんと」「無意識」になっていったようである。回転寿司であれば、「最初は、一〇皿食べられる」と思っていたのを、そのうち「上（ネタ）」だけにすることや、「ごはんは半分にする」など、自分の食べ方に「取り込む」のである。だんだんと意識を向けなくなるそうした行動を振り返ると、「考える」ことが含まれていた。

既述の通り、芦沢さんは三回目の入院中に、二回くらい入院して「俺はやっぱり普通じゃねえんだ」と気づき「改心」したことや、二回目の入院から血糖値や体重を記録するようになったことを語っていた。芦沢さんにとって二回目の入院は、生活のなかで「ちょっと」考えるようになった契機になっていることがわかる。それは、意識した思考というより、手帳の数値に代表される、振り返れば気づくようなささやかな思考であった。何かの時にちょっと気づかう。芦沢さんは、自分がふと気になった時に、些細な工夫を考え出しており、習慣化した行為を振り返ってみれば、「ちょっと」した思考が差し挟まれた日々を送っていた。芦沢さんが習慣化していった取り組みは、「ちょっと考える」ことが支えていたのだ。

4　服部さんの日常

服部さん（仮名）は六〇歳台半ばで、夫と二人暮らし。早朝から始まる掃除のパートをしている。調査に参加した一年の間に末の娘が嫁いで家を出、しばらくして里帰り出産をした。よく受診の合間に娘たちとスマートフォンで連絡を取り合って、病院で合流したり、娘たちの家族と旅行に出かけるなど、夫、娘や孫たちとの親しいかかわりが日常になっていた。

服部さんは、約二〇年前に糖尿病予備群であると指摘されたが、それから五年後に「立派な糖尿。」と診断された。入院を勧められたが、いくつものパートを掛け持ちして働いていたため、通院で治療を続けていた。引っ越しを機に移った病院で、インスリン注射の導入を勧められ、初めて入院した。その後は、血糖コントロールのため「一年にいっぺんずつ」入院をくり返していた。服部さんがこの調査に参加したのは、従来のインスリン注射に加え、新しくGLP―1受容体作動薬の注射を導入するため八回目の入院時だった。

先に服部さんのこの一年間の治療経過を示しておくと、入院して血糖値が下がり、退院約二か月後にHbA1cが下がり始めた。しかし、退院約七か月後からHbA1cが上がっていった。ここでの服部さんの経験は、この揺れる数値を生きることでもあった。

（1）最近は落ち着いているね

服部さんは入院して新しい注射薬（GLP―1受容体作動薬）を導入し、同時に合併症の検査と食事療法を受け、糖尿病教室に参加していた。入院してから血糖値は毎食前と就寝前の四回測定するように言われ、服部さんは病院で支給された日本糖尿病協会発行の自己管理ノートに記録していた。以下は、私が服部さんのベッドサイドを訪ねたときの場面である。

服部さん：「（自己管理ノートを手にしたまま）最近は落ち着いているね。（自己管理ノートをパラパラとめくっている。二〇〇を超える数値のところを細野に向かって指で示し、）だいたいこうやって二〇〇超えてる時は何か一口食べてるんだよね。甘いジュース飲んだ時とか、上がるもんね。でもね、昨日（の糖尿病教室の参加者が）四〇〇超えてっていう話があったけど、前は二〇〇超えてるのが普通だったから、二〇〇切ると安心しちゃう。（ノートには朝、昼、夕欄に概ね一〇〇台、ところどころ夕食前に二〇〇台の数字が書かれている。服部さんはノートをパラパラめくり、空欄がところどころにあるページで止まり）こうやって書いてない時は（インスリン注射を）打ってないの。ああ、こん時ひどいね。」とつぶやく。

細野：「いつですか？（ノートを覗きこむ）ああ、二か月前ですね。（二ページにわたり、朝の空欄が目立つ。特にあるページは朝欄が二、三回しか書かれていない。）昨日（の調査時に）言っていた、（清掃の）お仕事で（血糖値が）下がるからインスリン打たないっていうのはこのことですか？」

服部さん：「そう。書いてない時は打ってないの。」
細野：「測るのと打つのはセットなんですね。」
服部さん：「そうなの。」（自己管理ノートの一番後ろのページに挟まれていた四つ折りの紙を取り出して広げ）「これが（血液）検査結果。ここのＨ（High）は問題ないって先生は言ってて、だから、あまり他は問題ないけど、ここがね、いつも高い。」と右下の隅に書かれた数字の列をなぞる。（ＨｂＡ１ｃが時系列で書かれ、七・九、八・〇、八・一、八・三と数値が並んでいる。）
細野：「ああ、だいたい八前半なんですね。」
服部さん：「そう、高止まりなのよねえ。」と困ったような顔をして答える。（二回目フィールドノーツ）

服部さんは自己管理ノートをめくりながら「最近落ち着いている」と答えていた。入院後にびっしりと書かれた数値群が、今の服部さんには最近として区切られるのは、パラパラとノートをめくる中で、血糖値が二〇〇を超える数値群が別の時期に区分けされたからである。つまり、二〇〇を境にして、二〇〇を切って落ち着いている最近と、二〇〇を超えるのが普通だった過去とが分けられたのだ。そして、服部さんは、二〇〇以上の数値に「何か一口食べている」という行為をみてとっている。また、「だいたいこうやって」と言えるほど、行為と数値の因果的なつながりが習慣的に経験されていた。そのような過去があるため、服部さんは最近の二〇〇を切る数値には「安心しちゃう」という意味も生まれる。本来なら一〇〇台、特に一〇〇台後半ではまだ高いとわかっているが、服部さんは二〇〇以上が普通だったために安心を感じてしまうと語るのだ。自己管理ノートをパラパラめくる中で、血糖値の高低とは別の時期も見えてきた。その時期をつくっているものは空欄である。服部さんによれば、「こうやって書いてない時」はインスリン注射を打っておらず、血糖測定もしていない時であり、状態がひどい時である。毎食前にインスリン注射を打たねばならないが、掃除のパートに行くと低血糖のような症状に見舞われるために、服部さんは朝のインスリンを打たない時があった。服部さんにとってインスリン注射と血糖測定はセットになった行為であり、それゆえインスリン注射をしない時は血糖測定もしない。服部さんは空欄に注射や測定をしなかったことを読み取り、血糖値が落ち着いている最近から眺めると空欄の集まったページにはひどい時が見えてくるのであった。翻せば、「最近は落ち着いている」はノートに空欄がないこと、つまり、インスリン注射と血糖測定を欠かさず行っていることがわかるのだ。

このように、自己管理ノートをめくることは、数値群自体がもつ時間、数値間の比較から生まれる差異、数値群が映し出す過去のふるまいなどから区切られるまとまりを見いだす行為へとつながっている。さまざまな基準によって区分された過去・現在・未来が突き合わされ、ノートをめくる服部さんには、糖尿病とともにある暮らしの多様な局面がダイナミックに立ち現れていた。そして、数値群から生まれるもう一つの経験があった。恐らく、入院前の診察時に毎回主治医から渡されていた血液検査の結果用紙から生まれる経験だ。服部さんは自己管理ノートに挟んでいた検査結果用紙を広げ、「ここ（ＨｂＡ１ｃ）がね、いつも高い」と教えてくれた。このふるまいには、服部さんのいつもの検査結果用紙の見方が現れている。服部さんはこの用紙右下の「いつも高い」「ここ」というスペースに注目しているのだ。用紙には多くの検査項目と数値が書かれているが、服部さんは他の数値にあまり注目しない。恐らくいつも主治医からここ（ＨｂＡ１ｃ）を指して高いと言われてきたのだろう。服部さんが注目する七・九から八・三までの数値群を、私が「だいたい八前半なんですね。」と、血糖マネジメントが良くないことを含意して尋ね、「そう、高止まりなのよねえ。」と即座に答える様子からも、服部さんが見るＨｂＡ１ｃには決まった見方があることがわかる。高めのＨｂＡ１ｃの持続が服部さんと主治医との間で「いつも」という時間を創りだしていたのだった。服部さんの経験からわかるように、診察の場で主治医から示されるＨｂＡ１ｃは主治医とともに見る数値である。特に、服部さんの場合、主治医の見方を取り入れながらＨｂＡ１ｃを経験している様子がよくわかる。一方、血糖値は病者自身がノートに記録し、ある程度まとまったものを主治医に提示する。診察の場における数値の示し方の違いや、それぞれの数値がもつ時間的な意味の違いなどから、ＨｂＡ１ｃと血糖値では異なる意味体系が生じている。

このように、服部さんには、血糖値群やＨｂＡ１ｃ群を見返すことにより時間が分節されていく経験があった。入院による血糖値の変化は落ち着いた現在をもたらし、その現在は過去の落ち着かなかった数値群とそれに関係したかつての自分のひどいふるまいを映し出していた。

(2) うわー！下がった！

退院後の服部さんは、診察日に会うと、すぐにカバンから自己管理ノートを取り出して、「すごく落ち着いてるんですよ。」「今まで二桁ってほとんどなかったけど、二桁があるでしょう。」と嬉しそうに教えてくれることが続いた。見せてもらったページには、ほとんど血糖値が書きこまれており、インスリン注射と血糖測定を欠かしていないことがわかった。退院後初回の診察時には、服部さんは主治医である室田先生（仮名）のほうに身を乗り出して、「エーワンシーは？」と聞く場面があった。入院中は「高止まり」の状態を教えてくれたＨｂＡ１ｃだったが、この時の服部さんは、とてもその値を楽しみにしていた。入院中でもほとんど見ることがなかった二桁の血糖値が出るようになり、ＨｂＡ１ｃが下がることを期待していたのだった。しかし、この診察で打ち出された検査結果は入院中に採血したものであり、ＨｂＡ１ｃは八・三％であった。それを聞いた服部さんは「はー。まだだったんだー。はー。」と残念そうにため息をくり返した。室田先生も看護師もＨｂＡ１ｃが下がるのは「この次だから。大丈夫。」と慰めるように服部さんを見送った。そして、室田先生の言葉どおり、次の診察から徐々にＨｂＡ１ｃが下がり始めた。以下は退院から約五か月経った頃の診察場面である。

室田先生：（パソコンの画面を下までスクロールし）「（ＨｂＡ１ｃが）七・四ですね。」と言う。服部さん：（大きな声で両手を口にあててのけぞり、満面の笑みで細野を見ながら）「うわー！下がった！うれしー。七・四なんて夢みたい。六台になればって欲が出るね。（細野を見て肩をすくめる。服部さんは室田先生の方に体を向け）先生、薬減らしてください。先生、お金なくなっちゃう。今一六〇〇〇円払ってるんですよ。」と切々と話しだす。

室田先生：「でもまだ七・四だからねえ。（カルテに血糖値を書きこむ。）いやー、下がったねー。」

服部さん：「よかったー、うれしー、だって初めて七台ですよ。」

室田先生「よかったと思います。いい感じですね。この調子で行きましょう。うーん、減らせるものねえ。血糖の（薬）は減らせない。」と笑いながら、薬剤処方の画面に見入る。この後、血糖関連以外の薬剤が一種類減った。（七回目フィールドノーツ）

室田先生からＨｂＡ１ｃが七・四％であることを告げられると、服部さんの身体には大きなよろこびが満ちた。入院中から折に触れて同伴してきた私にも、そのよろこびが向けられた。これまで「高止まり」状態だった服部さんにとってＨｂＡ１ｃが七・四％であることは「夢みたい」な数値の実現であり、この先のＨｂＡ１ｃが六％台になればという「欲が出る」経験でもあった。からだじゅうでよろこんだのも束の間、服部さんは薬を減らしてもらおうと交渉を始めた。この突如の態度変更から、服部さんが普段から薬を減らしたいと画策していたことがわかる。ＨｂＡ１ｃが下がったこのタイミングこそが薬を減らす交渉のはじめどきだと考えたのだろう。服部さんにとって薬は金銭的な負担も意味していた。そして、ＨｂＡ１ｃが下がった今なら主治医に負担の軽減を主張できると咄嗟に交渉をしはじめた。結果的に室田先生は服部さんの主張に促されて減らせる薬を探し、血糖の薬は減らせないと悩みつつ、血糖関連以外の薬を減らした。服部さんのＨｂＡ１ｃの低下を「いやー、下がったねー。」と話す室田先生の様子からは、これまでのＨｂＡ１ｃの下がらなさが、服部さんと分かち合われていることがわかる。思わず服部さんからの交渉に応じるくらい、室田先生もこの低下をよろこんでいる。服部さんのＨｂＡ１ｃの低下は、治療にかかわる人々が問題を乗り越え、お互いに感慨深さに浸る経験となった。

(3) ずっとこの数字を行ったり来たり

ＨｂＡ１ｃが七％台に下がった服部さんは、次の診察から昼のインスリン注射をしないことが増えたと言い始めた。室田先生は服部さんにお昼もインスリンを注射するように注意していたが、服部さんはお昼に打たなくてもＨｂＡ１ｃが上がらないことをよろこんでいた。しかし、この時の低下を最後に、徐々にＨｂＡ１ｃは上がっていった。退院から八か月過ぎた頃の診察前には、自己管理ノートをひろげて「このごろ（血糖値が）一〇〇を切らなくなってきたんですよ。」と伝え始めた。服部さんは、私に自己管理ノートを見せながらパラパラとめくり、昼食前の血糖値が「前は一〇〇切ってたんですよね。」と一緒に数値群の変動を眺めた。服部さんには血糖値が一〇〇を切らなくなってきた「このごろ」がまとまりをもって現れるようになり、気にかかっていたのだ。そのためか、自己管理ノートには昼の血糖値の記入が増えていた。じわじわと上がるＨｂＡ１ｃを見て室田先生は飲み薬を増やすことを提案したが、服部さんは「先生、薬は増やしたくないんです。すっごく嫌なんです。」ときっぱり断った。室田先生は「じゃあ増やさないから、その分がんばってくださいね。」と経過を見守る判断をした。この後の雑談で、私が昼の血糖値の記入が増えたことを訪ねると、服部さんは笑いながら「真面目に（昼のインスリン注射を）打とうと思って。

ちょっとは打つようにしてるんです。」と話した。

そして、退院から一〇か月が過ぎた頃の診察日である。診察を待つ間、服部さんは、「去年入院したのが〇月でしょ。だからそろそろ入院じゃないかって思って。（HbA1cが）七だったのが七・二、七・五って上がってきてて。すごいしっちゃかめっちゃかだから。」と話していた。この後の診察では、HbA1cは七・八％まで上がっており、ここでも室田先生は薬を増やすことを提案したが、服部さんは断った。室田先生は困ったように薬を増やさないためにはどうしたらいいかと尋ねると、服部さんも困ったように「わからない。八年間同じなんです。これで九年目。」と話し始めた。食事は以前よりも減ったと話しながら、服部さんは「あ、でも、おやつか。」と思い当たる節を口にした。室田先生は驚き、いつになくきつい口調で「服部さんの力がないと糖尿病はよくならない。」とたしなめると、服部さんは「もう少し頑張っておやつを食べないようにします。」と小さな声で応えた。結局、薬は増やさないままで、一か月後の診察ではHbA1cは七・九％になっていた。服部さんは「なんで（HbA1cが）七まで下がったんだろう？ 同じような生活してるのに。」と首をかしげると、室田先生は生活が変わっているはずだと指摘した。ここのところ三〇分近くかかる診察に同伴させてもらっていた私は、服部さんの困惑だけでなく、できるだけ服部さんの意向を汲み取ろうとする室田先生も困惑に直面していると感じていた。

そして、HbA1cが上がってくると、服部さんは糖尿病治療を受け始めた頃からの時間経験を語りだすことが多かった。例えば、前述した「八年間同じ」という長い時間もそうである。以下は、室田先生が、服部さんの生活が変わっているはずだと指摘し、注射するインスリンの量に見合った食事の摂り方を説明した続きの場面である。

服部さん：（カルテの画面をぼんやり見ながらそれを聞くと）「一一年（インスリン注射を）打ってるんですね。〇月から始めたから、ちょうど一一年。」と細野の方を振り返って話す。

室田先生：「そうですね。」とがっかりしたように相づちを打つ。

服部さん：「それでずっとこの数字。行ったり来たり。」とつぶやく。（一三回目フィールドノーツ）

服部さんは、室田先生の話を聞きながら、ふと電子カルテの情報に目が留まった。それは、自分がインスリン注射をしてきた時間を示していた。室田先生は、自分の説明への応答が得られずにがっかりしたが、服部さんにはインスリン注射を打ってきた自分の身体に刻み込まれた一一年という時間が感じ取られていた。その時間には、「それでずっとこの数字。行ったり来たり。」と糖尿病治療をしてきた時間全体の様相が立ち現れていた。このつぶやきは、今までHbA1cがずっと高めで「行ったり来たり」していた経験が服部さんに沈殿しており、身に覚えのあるその揺れ動きが浮上してきたことを示している。調査に参加していたこの一〇か月間の動きを参照すれば、ざっと七～八の間ということになる。下がったHbA1cが上がってきた今、服部さんは糖尿病治療をしてきた時間全体に通底する数値のいつもの揺れ動きを見てとっていたのだった。この日の診察前、HbA1cが上がり続けて「だからそろそろ入院じゃないかって思って。」と語った場面でも、服部さんは「一年にいっぺん入院」という自分のサイクルをみてとっていた。ＨｂＡ１ｃが上がったときには、このように過去から今を貫く自分のスタイルが見えてくるのだ。また、ＨｂＡ１ｃ高値が続いていた時には「高止まり」という独自の表現を使っており、数値が下がらず動かない数か月の時間を見渡していた。このように、服部さんにはＨｂＡ１ｃの動きから生まれる慣れ親しんだ時間経験があった。

(4) やっぱり二〇年は無理なのかな

入院から始まった一年間の調査の終わりに服部さんの自宅に伺った。ちょうど末の娘さんが出産で里帰りをしており、生後間もない孫が眠る中でインタビューを実施した。服部さんのＨｂＡ１ｃは、その後八％まで上がって七・八％に下がっており、以下は、その近況を伝える語りである。ここでは、ＨｂＡ１ｃが「上がりそう」と血糖値が「下がらない」という表現に着目し、そのような数値の現われを生きる世界を記述した。

細野：こないだ先生、何かおっしゃってました？ 七・八だったたから。
服部さん：うん。
細野：ね、ま、八よりはちょっと下がって。
服部さん：うーん、でもー、でも上がりそうだね。ここんとこ「あ、悪くなってるな」っていうのがわかります。なんだか下がらないんですよ、同じ注射してても。ほんで、夜ね、お肉とかなんとか食べますでしょ、脂っこいもの食べると朝下がらない。
細野：ふーん。
服部さん：うん、朝の血糖値が下がらなくなってきてるから「あ、でもな、（糖尿病の薬を）増やしたくないしなー。」と思って、葉っぱ（野菜のこと）を食べるじゃないですか（笑う）（中略）それ、食べて、お肉、唐揚げとかなんとか食べるじゃないですか。そうすると下がらない。
細野：ふーん。
服部さん：うんと下がらない。だから、今、二桁台ってないのね。一〇〇なんぼ。
細野：うーん。
服部さん：うん、こう、なんか、なるんですよね。だから、確実に、ほら、（前回の診察で室田先生に）聞いたじゃないですか。（笑いながら）「あと何年ぐらい生きられますか」って、こないだね。
細野：ええ、ええ。
服部さん：そんで「えー、私、二〇年生きようって思ってる」って言ったじゃないですか。ほんとにそう思ってたんですけどね。
細野：ええ。
服部さん：ああ、やっぱり二〇年は無理なのかなとか（笑いながら）思ってみたりね。
細野：へえ。

服部さん：でも、（隣室の孫を見ながら）なるべくこの子の成人式ぐらいは見たいなーとか、思うんだけどー（ゆっくりと）。五歳になるあおい（別の孫・仮名）の成人式ぐらいかなーって思ってみたり（笑う）。

細野：うんうん。（三回目インタビュー）

服部さんは、前回のHbA1cが少し下がっていたにもかかわらず、「でも上がりそう」だと予想していた。その見通しは、最近、「あ、悪くなってるな」とわかることと関係していた。「悪くなってる」とわかるのは、今までと同じ注射をしていても朝の血糖値が下がらなくなってきているからである。服部さんは既述の通り糖尿病の薬を増やすことが嫌である。そのため、服部さんは野菜から食べるようにしていた。恐らく以前は野菜から食べれば血糖値が下がっていたのだろう。こうして血糖値が上がらないようにしていても、最近は夜に脂っこいものを食べると朝の血糖値が「下がらない」のである。血糖値が下がるように取り組んだあとの血糖値は、ねらいどおりに下がっていることが期待される。そうした期待とともに服部さんは朝の血糖値を見ているが、最近は思ったように下がらず「うんと下がらない」と言い表されていた。取り組みが成果を出さないもどかしさが「うんと」に込められている。自己管理ノートには服部さんの期待を裏切るような数値が並ぶようになり、よろこんで見ていた二桁台の数値が今はない。このような数値群から、服部さんは自分の状態が悪くなってる最近を捉えていた。

こうした最近を服部さんは「うん、こう、なんか、なるんですよね。」と括ると、このことを理由にして「だから」と自分の寿命を室田先生に尋ねたエピソードをつなげた。室田先生から、「糖尿病にかかって二〇年経っており、二〇年間高血糖にさらされていれば膵臓が疲弊する」ことを説明され、服部さんは「あと二〇年生きられるかしら。」と急につぶやいた（一四回目フィールドノーツ）。服部さんは、「父（の寿命）が九四、母（の寿命）が八八だから、あと二〇年は生きられるかな、だめかなって思うのよ。」（三回目フィールドノーツ）と、両親の寿命を参照して「あと二〇年」と口にすることが時々あり、そのつもりでつぶやいたのだろう。室田先生は、二〇年後の服部さんは平均寿命を超えており、「私もそこまで生きられるか自信はない。」と言うと、服部さんは「ハハハ」と高らかに笑いだした（一四回目フィールドノーツ）。今までは両親と同じように寿命を全うできるだろうと素朴に見積もってきたため、ずっと「あと二〇年」を算出して、自分の寿命を捉えてきた。しかし、血糖値が高くなっている今の自分から将来を考えてみると、室田先生が言うように「やっぱり二〇年は無理なのかな」とも思える。遠い先まで見積もった残りの時間は、幼い孫たちの将来像とつながって願いを生み出す。当然に思っていた「あと二〇年」は、悪くなってる今の自分には危ういものとなり、孫たちと一緒にいる未来の可能性はぼやけて一抹の切なさが漂うのであった。

5　中尾さんの日常

中尾さん（仮名）は六〇歳台半ばで、娘さんと暮らしていた。妊娠糖尿病によりインスリン注射をしていたが出産後は治療をせず、約二〇年後に脳梗塞で入院した。検査してみると、「糖尿病もある、高血圧とか、高脂血症とか」あることがわかった。そのときにインスリン注射が始まり、以来、約二〇年間注射を打ち続けている。中尾さんが調査に参加したとき、「ヘモグロビン（中尾さんはHbA1cをヘモグロビンと呼ぶ。）」が七〜八％で推移しており、新しい注射薬を導入するために三回目の入院をしていた。

（1）このお薬の効き目がすごい

三回目の入院で中尾さんは以前から打っていた毎食前のインスリン注射に加え、朝一回打つ新しい注射、ビクトーザ（GLP―1受容体作動薬）を始めた。全身の検査もしてもらい、血管年齢が実年齢よりも高かったが、それほど心配するような状態ではなかったという。主治医からの勧めを拒否した末の入院だったが、入院してみると、中尾さんは「今回はよかった」と思うようになっていた。というのも、インスリン注射の量が増えるにつれどんどん太り、体重が一五キロ近く増えていたのが、今回の入院で減少したからであった。

細野：それでまあ、そういうふうに増えてから体重が。
中尾さん：うん。増えて増えて。体重が増えたっていうより着るものが着られなくなって。なんでこんな太っちゃったのかしら、ぷかぷかだった洋服が、で、今がマックスです（笑う）。だから、今、二キロ減ってますから、この一週間で。

細野：ええ、ええ。お薬がね、ビクトーザが減らす、体重をちょっと落とす作用が。
中尾さん：だから、先生が「減ると思いますよ」って言ってくれてますけど、ちょっと楽しみなんですけど（笑う）。（一回目インタビュー）

中尾さんが増量を「どんどん」や「増えて増えて」と語ったように、勢いをもって経験されていた。そして、体重が増えることは、「ぶかぶかだった洋服」が着られなくなる経験であったようだ。「なんでこんな太っちゃったのかしら」と嘆く身体は、インスリン注射を始めてからの時間の長さを表しているがゆえ、入院一週間での二キロの減量を価値あるものに感じさせた。さらに、未来に「楽しみ」を生んだ。また、新しい薬は中尾さんの血糖値にも変化をもたらしていた。

中尾さん：入院した時が（HbA1cは）七・九（％）でした。この一年で最高。七・二になったり、七・六になったり動いてて。ヘモグロビンは六になったことがないんですよ。先生は七ならまあまあって言いますすけど。一回なったことはありましたけど、続かなかったですね。でも、このお薬の効き目がすごいですね。［略］食後二時間（血糖値）が一〇〇台（mg／dℓ）ってすごいです。今まで二〇〇台でしたからね。一日中朝の注射が効いてるんですね。インスリンは減らしてるのに。ここにいるとこの中を二周はしますけどほとんど動いていなくて、それでもこれですからね。（三回目フィールドノーツ）

中尾さんはこうしたヘモグロビンの変動する感覚とともに、血糖値が変動する感覚も併せ持っていた。食後二時間で測っていた血糖値は今までは二〇〇mg／dℓ台だったが、一〇〇mg／dℓ台になった。血糖値を下げるインスリン注射の量が減り、家にいた時からすればほとんど動いていなくても一〇〇mg／dℓ台なのだ。中尾さんは今までになかった血糖値の低下に、新しい薬の効き目の持続をみてとり、今まで毎食前に打っていたインスリンにはなかった効果を体感していた。中尾さんの「すごい」とくり返された驚嘆にもまた、減量と同様、持続した高い血糖値が短期間で改善された驚きとよろこびが見える。このように、入院して新しい注射を打つようになった中尾さんは、長きにわたって感じていたいくつかの困難がみるみる解消されていくような、希望が兆した新しい身体に出会っていた。

(2) どうしたらいいのか、せっかく下がったのに

退院から四週間後、初回の診察があった。入院中のパジャマ姿とは打って変わって、きれいに身なりを整えて病院にやってきた。診察を待つ間、中尾さんは退院後の生活を次のように話し始めた。

中尾さん：退院して一週間くらいは良かったんですけど、血糖がコントロールできなくなってきちゃって。(眉間にしわを寄せながら話しだす。)

細野：そうなんですか。(話を聞こうと中尾さんに向き直る。)

中尾さん：血糖値が一七〇くらいになるんですよね。入院中は一一〇くらいだったのに。だか

ら昼も測ってみたりとかしてね。ご飯も三分の一くらいに減らしたりとか、間食も止めてるのにね。それで、食欲もなくなってきたり、おいしくなくなってきたり。病院で何食べてたかなって思い出したりして。（困った表情。）（四回目フィールドノーツ）

中尾さんは、普段穏やかな話し方だが、この時は眉間にしわを寄せ、畳みかけるように血糖がコントロールできなくなってきたと話した。中尾さんは、入院中になかなか下がらなかった血糖値が下がり大きなよろこびを感じたがゆえに、退院後の血糖上昇に狼狽していたのだ。「だから」、中尾さんは、血糖測定を増やしたり、食事量を減らしたり、病院の食事を思い出したりしていた。入院中は新しく使い始めた薬により血糖値が下がり、その効果が「すごい」と感嘆していたが、家に帰り血糖値が上がってくると、入院中に「病人の食事[6]」だと感じた病院食や頻回の血糖測定が、血糖値を下げる手立てとなった。つまり、自宅で血糖値が上がったとき、中尾さんは入院中に行っていたことを思い出し、次々と試みていたのだった。しかし、その試みは功を奏さなかった。「それで」、中尾さんは食欲がなくなり、食事を楽しめなくなってしまった。それだけ血糖がコントロールできない悩みは深いのだ。

その後の診察で、中尾さんは「（体重は）三キロ減りました。血糖が良くないんです。一週間はよかったけど。」と主治医に話した。中尾さんは血糖が高いことをくり返し伝えたが、主治医は体重が減っているため様子を見ることにした。診察後、中尾さんは「どうしたらいいのか、せっかく下がったのに。」と眉間にしわを寄せてつぶやき、支払いを終えた後も「これから血糖値との戦いですね。」と語りだして椅子に座りこんだ。この時私たちは三〇分近くどうやって気をつけたらいいかを話したが、私がフィールドノーツに「これっていう解決策が見出せない感じ」と書き残したように、血糖値が上がってしまった中尾さんの困惑に巻き込まれ、重たい雰囲気を感じ取っていた。

(3) 血糖が下がらないから体重でやろう

重たい雰囲気となった退院後初回の診察から、五週間後、二回目の診察があった。

細野：風邪を引かなかったですか。
中尾さん：風邪は引かなかったです。血糖値が高いだけ。（肩を落として少し笑い）だから血糖値を何度も測るのをもう止めました。朝と夕方だけにして。
細野：一日三回測ってるって前回はおっしゃってましたね。前のように戻ったということですか。
中尾さん：そうです。一六〇とか二〇〇になることもあります。時々は九〇や一一七って下がるけど。なるべくお野菜から食べたりしてるんですけどね。（残念そうに話す。）（五回目フィールドノーツ）

中尾さんは、依然「血糖値が高いだけ」という問題を抱えていた。前回であれば、「だから」血糖測定の回数を増やしたり、食事の量を見直したりしていたが、今回は「だから」、増やした血糖測定を止めたのであった。その後の診察では、中尾さんは「体重は四キロ減りました。血糖値が下がりません。」と主治医に近況を伝えたが、年末年始を挟んだこの時期に体重が減っているため、主治医は今回も薬剤の量を変えず、食べる量を減らすよう忠告した。主治医は処方を済ませると「体質もあるかな」とつぶやき、中尾さんは「体重が減ったから楽になりました。」と答えて診察が終わった。診察後に、中尾さんと二人で検査結果用紙を眺めていた時のことだ。

中尾さん：血糖値が高いですね。食後何時間か経ってますよねえ。（間髪入れず）昼（のインスリン）が一〇単位でも夕方（の血糖値）が一一六なんていうときもあるんですよ。五キロまで減ったからちょっといいのかも。だけど、お正月でいろいろ食べたりしたから一キロ戻っちゃった。でも、体重は朝、夕測ってるんです。落ちてくるとうれしいから。血糖が下がらないから体重でやろうと思って。（五回目フィールドノーツ）

中尾さんは相変わらず血糖値の変動に気をもんでいたが、落ちてきた体重に照準を切り換えていた。体重は五キロ減り、「ちょっといいのかも」と手応えを感じている。測定の回数を減らした血糖値とは異なり、体重は落ちてくるとうれしく朝夕二回測っている。中尾さんは、下がらない血糖値を下げることではなく、体重を下げることを「やろう」と決めたのだ。

この取り組みの変更は、中尾さんには糖尿病治療で何かを「やろう」という身構えがあったことを明るみに出した。この「やろう」という能動的な身構えには、やったことの成果が期待されている。ここでは食事を減らしたり、野菜から食べるようにしたり、という取り組みによって減量という成果を得ている。減った体重の値は中尾さんの「やろう」という志向を満たす反面、血糖値は思うように動かない。中尾さんは、手応えを得られる体重だけに照準を絞って取り組むことにしたのだった。

(4) 食事療法の難しさから見えた病院の食事の意味

中尾さんはよく、食事療法の難しさを語った。一年間の調査期間中に、中尾さんは、類似の文脈において「やっぱり食事」という表現を四回、食事療法が「難しい」という表現を九回用いており、これらの表現が中尾さんの食事経験を伝えるうえでキーワードになっていた。退院後、血糖値が下がらなかった時の診察後の場面には、中尾さんの食事観がよく現れている。

中尾さん：先生も「(血糖値が下がらないのは) 体質でしょう」っておっしゃってたけど、(HbA1cは) 六にはならないんですよね。やっぱり食事なんでしょうね。入院して一か月で三キロ減ったし。一年くらい入院したら (HbA1cが) 六になるでしょうね。(笑いながら) 素人じゃできないですよね。栄養士さんについてもらって、あの食事を続けないとね。(笑う)

細野：(つられて笑い) 皆さん、病院の食事だとご飯が多いっておっしゃいますよね。ご自宅ではご飯の量はもっと少なくしていても上がっちゃうとなると、おかずなんですかねえ。それだけ病院のおかずって少ないってことなんですかね。
中尾さん：病院だと間食もしないし、果物も一個だけでしょ。（同意を求めるように）うちだとおみかんなら二個三個ですもんね。あれだけの食事は難しいわよね。［略］もらいものが多くて、それに残りものも、ついもったいないからって食べちゃうでしょ。娘が職場から結構もらってくるのよね。クリスマスもケーキやらクッキーやら。（苦笑する。）（五回目フィールドノーツ）

主治医から血糖値の高さが体質による可能性を指摘された中尾さんは、自分のＨｂＡ１ｃが六には下がらないことを仕方がないと理解した。中尾さんは血糖値を上げない食事の難しさを、病院と家での食べものの違いをあげながら語っていた。病院での食事は「あの食事」「あれだけの食事」と呼ばれ、「一か月で三キロ」減り、「1年くらい入院したら（ＨｂＡ１ｃ）が六になる」かもしれないようなものである。それは、「栄養士さんについてもらって」できるような食事であり、果物は「一個だけ」だ。片や、家では「おみかんなら二個三個」である。また、「もらいもの」や「残りもの」がある。中尾さんにとって、病院と家との食環境の大きな相違は食べ方の違いにつながる。家にいると病院のような「あれだけの食事は難しい」のだ。

しかし、「あれだけの食事」が救いになることもある。以下は、退院から約半年が経った頃、糖尿病性腎症が進んでしまい、腎臓に負担をかけない食事について看護師や栄養士による腎指導[7]が行われたあとの場面である。

中尾さん：でも「ちょっと（食事内容が）変わるから」っておっしゃってて。でも、私は、まず、もう、血糖値を下げればそういうの（腎機能障害）も治まってくると思うのね（細野の方をしっかり見て）。だから、あの、それも考えつつ、腎臓の、考えつつ、あの、血糖値を下げるように。どうしても間食とかもね、しちゃうし、病院と同じ生活はできないでしょ、メニューにしてもね。病院でお寿司なんか出ないしね。そういうの食べちゃうしね（笑う）。ハンバーグだってね、病院では出ないでしょ。（略）だけど、やっぱり、普通の生活はそういうの食べちゃいますよね。

細野：そうですね。なかなか病院のとおりにはね。

中尾さん：お魚のソテーばっかりは、ねえ。ははは。（略）それのとおりにはいかないから。だから、（含み笑いで）もう一度入院して同じもの食べれば、またすぐ下がるとか思ってるのね。（二回目インタビュー）

中尾さんは、腎臓に負担をかけない食事を教わったが、血糖値を下げれば腎機能障害も治まってくると考えていた。腎臓のことも考えつつ、あくまで血糖値を下げることに重点を置いていたのだった。血糖値を下げるには「病院と同じ生活」が必要だが、家はできない。ここでも「間食」や「お寿司」「ハンバーグ」といった「普通の生活」と「お魚のソテーばっかり」といった病院の生活とを対比しながら、家では病院のとおりにいかない難しさに苦笑した。「あれば食べてしまう」という中尾さんには、いろいろな食べものがある家で、病院のように決まった食べ方をすることは難しい。だが、そんな病院の食事だから、また入院して「同じもの食べれば」血糖値はすぐ下がると も中尾さんは考えていた。血糖値が下がらなければ、入院すればいい。病院では出される食事しかなく、それだけしかない食べものを食べることは難しくない。中尾さんには入院すれば血糖値が下がるという長きにわたる治療継続のなかで培った習慣的な対処があった。実際の入院中には新しい薬が血糖値を下げるものとして映っていたが、家で生活していると病院の食事こそが血糖値を下げるものとして見えてくるのだった。

中尾さんにとって食事療法の継続は、身のまわりの状況によって食べ方が変わる中尾さんが、病院食のような決まった食べ方を続けなければならないことを意味していた。それゆえ食事療法を継続する難しさが生じていた。その反面、病院ならできる食べ方があるからこそ、血糖値を下げられるというおなじみの対処法も存在していた。長きにわたって糖尿病治療を続けてきた中尾さんには、血糖値が下がらなくても困り切らない術があったのだ。

6　二型糖尿病とともに暮らす人びとのありふれた日常を通じて

二型糖尿病の治療では、食事療法・運動療法・薬物療法を、その人が自ら習得して実践していくことになる。長期にわたる経過の中でこれらの治療実践はくり返され、日常の中では本人も気づかないようなありふれた光景になっていく。

（1）間身体的な了解が生まれる病院食

二型糖尿病の治療では、食事療法は最初に取り組まれ、常に継続される基本的で中心的な療法である。特に、入院して厳密にエネルギー制限された食事を食べることは、血糖マネジメントを改善させる効果だけでなく、その「効果を実感しながら学ぶ」（日本糖尿病療養指導士認定機構 2022: 131）ことを可能にする。しかし、患者にとっては入院による食事療法で目指される効果だけが経験されるわけではない。以下は、服部さんと保田さんが参加していた糖尿病教室での一場面である。その日の糖尿病教室は医師による病態や治療についての講義であった。その教室には、服部さんと保田さん以外に五〇～七〇歳台くらいの女性二人（Xさん、Yさん）が参加していた。保田さんは初めての教育入院であまり知識や経験がないことを話しており、服部さんを含む三人の女性たちがアドバイスをし始めた場面である。

保田さん：今までどれだけ（食事が）多かったかって本当に思う。
医師：（病院の）メニューを覚えて帰ってほしいよね。食事に紙がついてるでしょ。
Xさん：あれを挟めとくといいよ。
医師：そう、あれ捨てちゃだめだよ。
保田さん：（驚いたように）そうなの。捨ててた。
医師：後は写メ取っておくとか。

Xさん：ワンプレートにするとかね。
服部さん：そう、「ワンプレートにしろ」って言われた。
保田さん：何しろコンビニの弁当は多かった。全部食べちゃうからね。
Yさん：○○○（宅配食業者名）とか糖尿食あるよ。
服部さん：私もそれ夕食だけ取ったことある。でも、たぶんそれだけじゃ足りない。私は最初の入院のとき、「ひもじいよー、ひもじいよー、先生、アンパン食べたいよ」って言ってたもん。（しみじみと話す。）
医師：「食べものが夢に出てくる」って言うよね。
一同：「そうそう」と肯いて「アハハ」と笑う。（一回目フィールドノーツ）

入院して一日一八〇〇キロカロリーのエネルギー制限食を摂り、食事療法を学んだ保田さんが、それまで自分の食事が多かったと振り返ると、医師を始め、Xさん、Yさんはそれぞれに食事療法を実践するためのアドバイスをしていった。家で食事療法を実行するために盛り付けをワンプレートにしたり、宅配業者の糖尿病用食を取ったりする工夫は、服部さんも知っていたようだ。服部さんは宅配の糖尿食が足りなかった経験を思い出し、最初の入院のエピソードを話しだした。服部さんが最初の入院で「ひもじいよー、先生、アンパン食べたいよ。」と訴えたことをしみじみ話す様子から、今でもありありと想起される経験であることがうかがえるが、先ほどまで病院の食事を覚えるように諭していた医師もその語りに喚起されて「『食べものが夢に出てくる』って言うよね。」

と自分が見てきた入院患者たちの様子を語った。その医師の語りに、一同が「そうそう」と肯き笑いが生まれた。

この場に参加していた私には、この瞬間、場の雰囲気が一変したことを覚えている。エネルギー制限食を食べることは、ひもじく、食べものが夢に出てくるほど身体に強烈なインパクトを残す経験であり、それを経験した人やその様子を見てきた人は、一瞬で共感できるような「身体に根ざした知性」(ベナー・ルーベル 1999: 48–52) として刻み込まれているのだ。教育的な雰囲気から和んだ空間へと一瞬で変化したのは、彼らの身体が互いに了解し合ってしまう病院食の経験が想起されて生じていた。糖尿病教室は正しい知識を学ぶ場であるが、治療を実践する身体が集い、間身体的な了解が生まれる場でもあったのだ。

(2) 食の楽しみを語るときの常套句

四人には食を語るときによく用いる表現があった。ここでは、その常套句の使われ方から、四人の食経験を掘り下げてみたい。

まずは保田さんである。保田さんは家での弁当箱による食事実践を説明した後、次のように語った。

保田さん:そのほかに、今は、おせんべいも買ってあるの(ちょっと笑う)。

細野:うんうん。

保田さん：で、

細野：えびせんが、なんて、前、確か。

保田さん：そうそうそうそう。

細野：ねえ。

保田さん：そういうのをちょこっとは食べるから。それも間食じゃなくて、食事食べた時に。あの、食べちゃえば大丈夫かなって思って。

細野：うんうん。

保田さん：だけど、それだって、せいぜい一枚だから、二枚入りの一個食べるだけだから。

細野：そうなんですね、ふーん。

保田さん：でも、お菓子を食べたっていう、気になるじゃん、一個でも。（四回目インタビュー）

保田さんは、せんべいなどは食事と同時に一緒に「食べちゃえば大丈夫かな」と思い、「せいぜい一枚」にして食べている。タイミングや量に気をつけながら食べれば、「お菓子を食べたっていう気」になり、気分が満たされるのだろう。治療的な食事実践を中心にしながらも楽しみを感じる食を共存させるとき、「ちょこっと」が添えられている。

また、芦沢さんは血糖マネジメントが安定しており、主治医から「がんばってるね」と言われると語っていた。

細野：だからその、先生は「がんばってるね」って言うんだけども、ご自身の、実際にご自身でやってる感覚としてはどうですか。

芦沢さん：なんだかな、どういう感覚でやってるのかな。やっぱり、ご飯の量を全体的に減らしたり、自分は、大ざっぱな、ぼやっとしたカロリー。っていうのは一日たくさん食べちゃったっていうか、ま、ねえ、こないだも説明したように、ほら、ちょっとお酒飲みたいから、お酒の分のカロリー残しとこうかなっていう（笑う）。だから、そういうバランスとお酒との。（二回目インタビュー）

芦沢さんは「ご飯の量を全体的に減らしたり」といった大ざっぱなカロリー調整をしている。その調整は食事量によってではなく、「ちょっと」飲みたいお酒分のカロリーを残すようにして食事の量を調整していた。食事療法とお酒の楽しみの両立にも「ちょっと」が使われる。芦沢さんは好きなお酒とのバランスがとれる食事療法を実践しており、「だって、お酒飲みたいじゃんね。」と、普段の晩酌の様子について話が及んだ。

芦沢さん：でも、明日は楽しみ。さっき帰った時、「あ、飲みかけの（お酒）があるある。」って確認してきた。（細野を見て笑う。）

細野：じゃあ、あとは、今夜と明日の朝の（病院の）食事を食べたら、ご自分でまた。

芦沢さん：そう、自己管理してね。でも、ほら、病院って生ものが出ないでしょ。刺身と酒って合うからね。
細野：ああ、明日のメニューは決まりですね。（二人で笑う。）（四回目フィールドノーツ）

服部さんは早朝のパート業務が終わってから来院するため、受診が終わるのはいつも昼食時にかかっていた。診察後にいつも寄るというファミリーレストランに同行させてもらい、いつもと同じ食事を終えた後の場面である。

服部さん：（コールボタンを押す。ピーンと鳴る。小さな声で）変なの食べてみる？
細野：変なの？フフフ。
店員：はい。
服部さん：ミルクセーキがありました？アイスが乗った。
店員：ミルクセーキはもうなくなっちゃったんですよ。
服部さん：アイスもなくなっちゃったの？
店員：終わっちゃいました。
服部さん：あら、ざんねーん。それが食べたかった（だんだんと小さな声で）。
店員：（笑う）
服部さん：あ、じゃ、杏仁豆腐。

（しばらくして杏仁豆腐が運ばれてくる）
服部さん：でも、なんとなく、ほら、食事の後に甘いのちょこっとと思ってね。
細野：そうですね。
服部さん：「いけない」って思いながら、いいやいいや、このくらいなら許そー、とかなんか思っちゃってね（笑う）。（二回目インタビュー）

食後、服部さんは不意にコールボタンを押してデザートを注文すると、「なんとなく、ほら」と食後に甘いものを「ちょこっと」食べたいことを話した。それは、食事療法としてはいけないことであるが、「ちょこっと」なら「いいやいいや」と許せることでもある。このように、食事療法における決まりを知りつつ自分の楽しみを実現させようとするとき、「ちょこっと」は決まりを多少配慮した表現として用いられる。

中尾さんは、家で食事療法を実施することが難しいと語っていた。次は、入院中に自宅での食事療法の難しさについて語った場面である。

中尾さん：今回（糖尿病）教室はなかったですけど、あの、お食事のね、やっぱりお食事、病院のお食事って、私から見たらやっぱりねえ
細野：（笑う）

中尾さん：あの、量とかも味付けも違うのでね。
細野：そうですね。
中尾さん：こういうふうに難しいって思いますけどね。
細野：どのあたりが。さっきおやつがちょっとってなんてこと、おっしゃってましたけど、どの辺が特に違うなとかって思います？
中尾さん：やっぱりおやつでしょうね。
細野：ううん。
中尾さん：病院にいたら、なんにも食べないですしね。
細野：出ませんしね。
中尾さん：そうすると、うちにいるとちょっとのどが痛いなとかって、アメ食べたりしますでしょ。で、ちょっと夜と、あの、ね、お昼の間のおせんべい食べようかなとか。
細野：そうですね。
中尾さん：お茶飲んだ時にね。（一回目インタビュー）

中尾さんは病院でエネルギー制限食を毎日食べ、家の食事と比べるとやっぱり量や味付けも違うことを実感し、病院を離れて自宅で食事療法を実行することは難しいと感じていた。私が具体的な違いを尋ねると、中尾さんは「やっぱりおやつ」が違うと答えた。家だと「ちょっと」のどの痛みを感じればアメを食べるし、お茶を飲んだ時には「ちょっと」せんべいを食べることもある。病院では何も食べずにいられるが、中尾さんの家では「ちょっと」食べられる容易い状況があり、中尾さんは家で食事療法を継続する難しさを感じていたのだ。中尾さんにとって病院と家での食事の違いは、間食への手の届きやすさにあり、その容易さを「ちょっと」で形容して食事療法を継続する難しさを表現している。

食事療法の必要性がわかっているからこそ、食の楽しみ（食べたいものを食べること）を語る時には、（食べたいものを自由に食べることができないという）食事療法の規範が見え隠れし、無邪気に食の楽しみだけにふけることはできない。しかし、食の楽しみは日常の彩りであり、食事療法だけに専念することもできない。食の楽しみを語ろうとしながら、食事療法の必要性を消し去り切れないところに、この「ちょっと」や「ちょこっと」という常套句が用いられていた。

（３）自分で針を刺してきた身体が捉えている時間

二型糖尿病の治療でインスリンなどの注射薬を使用している場合、血糖自己測定や自己注射を毎日実施しなければならない。一日に何度も自分の身体に針を刺すことは、糖尿病者にとってありふれた行為である。習慣化され、特に意識をすることもないようなことにふと意識が向いたとき、その身体だけが知っている確かな時間がある。

入院中だった中尾さんは、初めて出会った私に、自己管理ノートを広げながらそれまでの血糖値の変動を伝えていた。

細野：おうちでは朝と夕方の測定ですか？
中尾さん：指先が固くなっちゃってね。もう一七年もやってると、固くなっちゃって出ないんですよね。今は小指しか出ないんです。（言いながら、指先をしげしげと眺める。）
細野：ちょっといいですか？（と言って、指先を触らせてもらう。とても固いという印象はないが、柔らかいというほどでもない。小指の先は穿刺した後なのか、プツプツと赤くなっている。）（一回目フィールドノーツ）

また、調査期間中に血糖測定器の変更があり、新しい器械の使い方を教わった後にも同様の場面があった。

細野：新しい器械はどうですか？
中尾さん：痛くないですし、（血の量が）少しでも測れるからいいですよ。（肯きながら話す。）
細野：どこの指でやるんですか？
中尾さん：もう、ここところしか出ないんです。（言いながら右薬指と小指の先を、左手の指で示す。次いで、人差し指と中指を指して）ここところはもう出ないんです。感覚が全然だめで。一七年も（針を）刺してたらね。（細野を見て静かに笑う。）（六回目フィールドノーツ）

新しい血糖測定器への変更もそれまでの習慣的な行為が浮かび上がるきっかけとなった。新しい器械の使い勝手を尋ねる中で指先が話題になると、それぞれの指先に血液が出るかどうかの意味があることが見えてきた。「もう出ない」という人差し指と中指には、「(針を)一七年も刺して」きた確かな時間が生まれていた。また、「ここしか出ない」という右薬指と小指の先には血が出なくなった指先になり替わった経緯や、今後も血液が出る可能性といった時間が宿っていた。

服部さんも、新しい血糖測定器に変更したときに似た場面があった。

服部さん：(左中指を業者の男性に見せて)八年間、ここだけで採ってね。(指の腹を見せて)ここが出なくなったから、だから、今はここなの。(指の脇を指す。)(八回目フィールドノーツ)

服部さんも、左中指の中央に血液を採り続けてきた八年間という時間と、その指先の脇に新たに血液を採る場所になったことと今後も血液が出る可能性をみてとっていた。服部さんの指先にも、針を刺してきた八年間の確かな時間が潜んでいる。実は、服部さんは八年をよく言葉にしていた。その八年という時間は、血糖測定による穿刺だけでなく、インスリン注射による穿刺からもつくられている。入院中にインスリン注射の手技を看護師から修正された場面にその時間が現れていた。

服部さんは「八単位ですね。」とつぶやいて、トレイに手を伸ばす。消毒の袋を破って開け、指先をささっと消毒する。消毒綿をオーバーテーブルの上に置き、トレイからインスリン用注射器を手に取り、キャップを外し、針を装着する。注射器を四~五回ワイパーのように振り、二単位にメモリを合わせ、針先を上に向けてカチカチと空打ちする。薬液がピュッと出る。一連の流れは滞りなく進む。看護師は「あ、もっと振ってください。こうやって上と下を向くように一〇回は振ってください。このなかに小さなガラスのボールが入っていて、それで薬液を混ぜるんですよ。」と実演する。服部さんはじっとその様子を見て、「いや、八年ぶりの、だね。」と笑いながら言って、看護師がしたように注射器を上下にゆっくり振る。服部さんは「こんな中にボールが入ってるのね。知らなかった。」としみじみ言って、八単位にカチカチと目盛りを合わせ、看護師にメモリ部分が見えるよう差し出す。(三回目フィールドノーツ)

服部さんのインスリン注射が滞りなく進む様子から、服部さんに習慣化された行為になっていることがわかる。しかし、途中で看護師に注射器の振り方を修正され、その習慣化された一連の行為が止まる。普段あまり意識せずに注射器を振っていたが、看護師によれば、それは中に入っているガラスのボールによって薬液を攪拌する行為であったのだ。服部さんは普段していた行為に注意が向き、看護師の動きをじっと見て、注射器を振ることはガラスボールによって薬液を混ぜることだと解釈を変換していった。思いがけず習慣化された行為が修正された時、そこには「八年ぶり」という時間の存在が露わになった。服部さんの何気ないインスリン注射の行為には、それを打ってきた八年間がつくった時間があったのだ。

服部さんにとって血糖自己測定も自己注射も時に痛みや煩わしさを伴うことだ[8]。服部さんが自分で自分の身体に針を刺してきたことで身体が捉える確かな時間がある一方で、別様の曖昧な時間もあった。それは二型糖尿病と診断されてからの時間である。服部さんは、「あるとき」旅行に行った先でのどが渇いて友達の分まで水を飲んだエピソードを語ったが、何歳の時のことか明言できなかった。このように二型糖尿病と診断されてからの時間が曖昧であるのに対し、自分の身体に針を刺してきた時間は明確であった。

芦沢さんにも同様の場面があった。入院中、血糖測定時に居合わせたときのことである。

芦沢さんは「あのね、今回教えてもらってよかったんだけど、俺、ずっと（穿刺針の深さを）三でやってたんだけど、二でいいんだって。そんで、刺すのもいつも皮の厚いこの辺（指先中央）をやってたんだけど、この脇が皮膚が薄くていいんだってね。だから『脇をやれ』って教わった。それが今回一番の収穫。」とうれしそうに言いながら、穿刺針を左手でもって右手薬指の脇にあて、パチンとボタンを押す。穿刺針をオーバーテーブル上に置き、左手で指先を押して血液を絞り出す。やがて赤い血が丸く出てきて、そこにチップをあてる。測定器のディスプレイが一〇を示し、カウントダウンしていく。ピッと鳴って一〇〇が示される。芦沢さんはその数字を見て「うん、いいんじゃない。」と言いながら、穿刺針、チップをポイポイと針ボックスに捨て、測定器をケースにしまっていく。その間の動きは滞りなく流れるように進んだ。（略）細野が「ずいぶんスムーズですね。」と言うと、芦沢さんは「だってもう二年も

やってるしね。」と笑って答える。（四回目フィールドノーツ）

芦沢さんは今回の入院で穿刺針の深さが二目盛りでいいことを教えてもらった。それまでずっと三目盛りで指先の中央に刺していたが、指先の脇なら皮膚が薄く、穿刺する深さも浅くていいことを知った。今まではその深さで当たり前に刺してきたが、負担の少ないやり方を知るとうれしくなり、今回の入院での「一番の収穫」となった。新しい方法によって今までの負担が浮かび上がったのだ。そんなことを話しながら、新たに習慣となった指の脇への穿刺をおこない、「滞りなく流れるように」測定と片付けを進めた。私がスムーズさを指摘すると、ここでの芦沢さんも習慣化された行為に注目した。そのスムーズなふるまいが対象化されると、それを可能にしている「もう二年もやって」きた時間が浮かび上がった。いつもはさほど気にしなくても、このようなきっかけで露わになる身体に刻み込まれた時間があった。

そして、服部さん同様、糖尿病と診断されてからの時間経験と比べると、自らの身体に針を刺してきた時間の確かさは明白であった。芦沢さんは診断された頃のことを次のように語った。

芦沢さん：あ、だから、糖尿病って気がついたのはここ（の病院）でやっぱり（高）血圧でかかってて、私はわかんない。逆に。
細野：自分では全く？
芦沢さん：そうですね。会社の健康診断で言われてたのかなあ。言われてないような気がするんだけどな。うーん。…そこまで気にしてなかったのかなあ。うるさくなかったのかなあ。五年くらい前だからね。（四回目インタビュー）

芦沢さんは高血圧で通院しているうちに二型糖尿病と診断されて治療を開始したが、その始まりは曖昧であった。その時のことを「〜かなあ」とぼんやり探り「五年くらい前」とだいたいの時期を伝えた。対照的に、自らの身体に自ら針を刺してきた時間は先述の通り、瞬時に明瞭に立ち現れていた。

このように、血糖自己測定や自己注射は普段は当たり前に行っているが、それらの行為が対象化されたときに、自分の身体に針を刺してきた時間を身体が確かに捉えていることがわかった。一方、糖尿病と診断されてからの時間はこのようにはっきりと経験されてはいなかった。自分の身体に自分で針を刺し、血糖値を知ったり、薬剤を注入したりすることは習慣になっていくが、痛みなどの知覚を伴う行為である。身体が確かに経験してきた痛みの歴史が指先に沈殿しているのだ。治療によって針を刺してきた自分の指先に触れるとき、触れられた指先の内側には過去の痛みがつくるリアルな歴史的時間が浮上する。メルロ＝ポンティは、「私の足が痛い」というとき、苦痛が私の足にあるのであって、苦痛は私の足に「一つの〈苦痛的空間〉（espace douloureux）」（メルロー＝ポンティ 1967: 166）をつくるという。これを敷衍するなら、習慣化された穿刺を止め、刺し続けてきた指先（刺され続けた指先）に触れることは、その指先にチクリとした苦痛による歴史的空間を再発見するかのようである。自覚症状が乏しいと言われる二型糖尿病であるが、自分で自分に針を刺す痛みの歴史的空間がその身体のうちに潜んでおり、刺し続けてきた身体への接触によってその時間を明瞭に経験していた。看護の文脈で考えれば、針を刺し続けてきた部位を教えてもらうことは、痛みの歴史的空間の存在を承認することにもなる。この時、穿刺部へのタッチは、労りとなるだろう。

7　二型糖尿病とともに暮らす人びとの〈日常〉

(1)「他なる視線」に触れてわが身を捉えなおす

入院から定期的な診察、いつもの取り組みといったさまざまな場面に同伴して見えてきたことは、二型糖尿病の治療を続ける人びとは、「他なる視線」に触れてわが身を捉えなおす機会が多いということだ。入院すれば、主治医や看護師、管理栄養士、薬剤師などの視線に触れてそれまでのふるまいを捉えなおす。定期的な診察では、主治医とともにＨｂＡ１ｃを見、その数値が自分を映し出す視線となってここ一～二か月のふるまいを捉えなおす。そして、いつもの取り組みでは、血糖値、体重、歩数などを測定し、それらの数値が自分のふるまいを映し出す視線となって昨日や今日の自分を捉えなおしていく。このように、彼／彼女らはさまざまな場面で「他なる視線」に触れて自分を捉えなおし、それに応じて何らかの判断や行為を生み出し、新しい状況を切り拓いていった。そして、家や職場、街の中で、自分ひとりで、あるいは家族や仲間とともに過ごす時間に没頭し、その時が来れば測定や受診によってまた「他なる視線」に触れてわが身を捉えなおし…こうして延々と捉えなおし続ける〈日常〉を生きていた。

血液検査に代表されるように、医療技術は患者の身体を内部から明らかにする。ＨｂＡ１ｃや血糖値は糖代謝の良否を明らかにし、医療者はそれらの検査値を頼りに病状を整えようとする。医療では、本人が経験している身体とは別に、医学的な基準で捉える身体がつくられるのである。自己免疫疾患を病む哲学者クレール・マランは、医療によって内部を暴かれた身体は「もうひとつの身体」（マラン 2016: 156）であり、「他者性を浮かび上がらせる医療のまなざし」（マラン 2016: 156）が病む人の身体に侵入する暴力性を批判する。本書に立ち返って見れば、マランのような強い怒りを表す人はいなかったが、[9]彼／彼女らも医療技術や医学がつくった「他なる視線」に見られ続け、さらに「他なる視線」を自らに取り込んで自分を見る〈日常〉を過ごしていた。

二型糖尿病の治療を続ける人が主治医の顔や測定した数値などの「他なる視線」に向かうことで、向かう対象の側であるこれらの事態が、向かう自分を映し出す。この「見つつ―見られるもの」である身体の「感覚的なものの再帰性」（メルロ＝ポンティ 1966: 267）によって、二型糖尿病者たちは、没頭して見えなくなっていた日常からなにがしかの意味を捉えなおしていた。そして、主治医の顔や数値などの「他なる視線」に向かうことで再帰的に映し出されたわが身には、その視線に向かう身体に具わる時間性が組み込まれていた。入院であれば、過去の入院や今回の入院に至るまでの長期にわたるふるまい方が、日々の数値であれば直近の取り組みが、定期的な診察やＨｂＡ１ｃでは、前回の診察以降のふるまい方が捉え返されていた。このような多様な捉え直しが、糖尿病治療を続けてきた〈日常〉の光景になっていた。

（2）治療する身体にはたらく根源的な意向

四人の研究参加者たちは、二型糖尿病と診断されて治療が始まり、日常的に身体のデータを測定・記録して、定期的に検査や診察を受けるようになった。糖尿病の診療ガイドラインは、ＨｂＡ１ｃは七・〇％未満、空腹時血糖値は一三〇㎎／dℓ未満を合併症予防のための一般的な目標としている（日本糖尿病学会 2022）。診療では、このガイドラインの目標が、患者の現在の状態に比べて高過ぎれば、ＨｂＡ１ｃや血糖値、体重や血圧、血清脂質などの変動を踏まえて、さしあたりの目標を定める。医師は主に薬剤の処方を行い、患者は服薬と食事・運動の調整をしながら病状をマネジメントする。しかし、目標に到達できないこともある。中尾さんは退院後に血糖値が下がらなくなった時、「血糖値が下がらないから体重でやろう」と、主治医との目標から自分なりの目標に置き換え、減ってきた体重を見て、自分なりの目標への到達を実感していた。目標に手が届いた彼女にはうれしさが漂っていた。血糖値だけを目標にしていたら、このうれしさは生まれなかっただろう。

目標は目指している時点ではぼんやりした抽象的なものだ。しかし、血糖値が下がったにもかかわらず、なかなかＨｂＡ１ｃが下がらなかった服部さんが七％台に下がったことを知った瞬間、「やったー！　下がった！」とのけぞり、もっとＨｂＡ１ｃが下がればと欲が出たように、到達したときこそその目標がいかなるものだったのかを体感できるものである。目標は「そこに到達した瞬間にはじめてそれとして認めることになるような目標」（メルロー＝ポンティ 1974: 360）となっていきいきと出現するのである。血糖値や体重、次のＨｂＡ１ｃを気にかけながら、食事や運動をして、次の診察までの生活を送るが、目標に到達したその瞬間、抽象的だった目標に血が通うのである。糖尿病治療の指標となるＨｂＡ１ｃや血糖値を見る経験は、目標を達成したときにはっきりとわかる、よい数値を願って何かを「やろう」という根源的な意向がはたらいていることを教えてくれている。

自分にとってのよいマネジメントを目指す一方で、二型糖尿病とともに暮らす人は職場や家庭での生活を送っている。家族の食事をつくれば残りものが出るし、クリスマスとなればケーキやクッキーをもらい、もったいないからと食べてしまう。一人暮らしで食事を欠かないように弁当箱を使って工夫し、冷蔵庫の中身が少なくなれば買い物に出かける。たまには好きな寿司を食べようと回転寿司に出かけるときもある。昼時に診察が終われば行きつけのレストランに行って、デザートまでランチを楽しむときもある。こう考えると、社会で暮らす私たちは食べる身体であるとも言える。私の目に食べものが留まるのは、何も私が食いしん坊だからというだけではない。例えば、目の前にみかんがあるとき、自覚せずとも、食べようという根源的な意向――食べられるものゆえ食べようという意向――がはたらきつつそれを見る。私たちが花を見るときには、この食べようという意向は働かない。私たちの身体一般にはみかんを見るそういった見方――食べようとするものとしてみかんを見る見方――が具わっている。それゆえ、身のまわりに食べものがあればこの見方が促され、食べようとするものとして知覚させられてもいるのである。つまり、私たちの身体は、食べものを食べようとするもの――身体の食べられる能力の現われ――として捉える「絶対的な価値づけを粗描している」（メルロー＝ポンティ 1974: 350）のだ。私たちの身体は、食べようという意向

――それを食べたい／食べたくないという明確な欲求やそれを我慢しようという意志、それなら食べられるという判断よりももっと根源的なところではたらく身体一般の意向である――のもとで食べものをまなざしている。あれば食べてしまうという中尾さんのスタイルは、身体に具わるこの意向が捉える知覚が下支えしていることがわかるだろう。

このように、私たちは、身のまわりに食べものがある世界のうちに暮らし、食べものに促されてはたらく食への根源的な意向により、食べものに食べようとするものとしての「土着の意味」（メルロー＝ポンティ 1974: 352）をみてとる。私たちの身体が捉える食べものの意味を下敷きにして、二型糖尿病の治療を続ける四人の経験からは、目標に到達した瞬間に浮かび上がる、治療において何かを「やろう」という根源的な意向もはたらいていることがわかった。糖尿病治療では食事を意識せねばならないとされるが、食べつつ治療しつつ暮らす経験の基層では、私たちの意識に及ばない根源的な意向がひそやかにはたらいているのである。

（3）二型糖尿病治療とともに暮らし続ける主体性

前節では、食べものを食べようとするものとして捉える身体一般の根源的な意向、治療を続ける中ではたらき続けている何かを「やろう」という根源的な意向の存在を論じた。これらの意向は、とりたてて自覚することのない経験の基層で静かにはたらいている。一方、本節では、二型糖尿病の治療を続ける主体の意志について、従来とは異なるアプローチで考えたい。ここで援用するのは、メルロ＝ポンティの「自由」の概念である。

二型糖尿病の治療を続けていれば、起床時、夕食前など、決まった時間になれば測定を行い、診察予約日が近づけば次のＨｂＡ１ｃが気になり、診察日には主治医と現状を把握し、診察後には次の診察までに必要な薬剤や物品を受けとる。こうした様相を、二型糖尿病者が本来の生活のよろこびを失い、医療化された生活を送っていると批判的に捉える立場もある。浮ヶ谷は、血糖自己測定（ＳＭＢＧ：self-monitoring of blood glucose）をフーコーの「一望監視装置」のように「絶えず自己の姿や身体を自ら監視」する装置に喩え、そこには、糖尿病者の「自己の行為を振り返り、身体の規律化に向けて自己の生活管理を完璧なまでに追求していく姿」があると指摘する（浮ヶ谷 2004: 24）。浮ヶ谷は、現代社会で評価されている自律性や主体性といった概念が支える「セルフコントロールの神話」が医療専門家だけではなく患者にも浸透し、「コントロールできる私」と「コントロールできない私」との間で生じる葛藤や自己否定を懸念する（浮ヶ谷 2004: 22–25）。また、福島は、患者教育で培った数値を知り自己管理に役立てていくという態度は「自律性をもった患者へのステップ」と考えられる一方で、その評価が「近代医学の知」である数値に依拠している限り、患者の治療実践がいかに主体的なものであっても、「近代医学の枠組みを外れているわけではない」と指摘する（福島 2007: 326）。しかし、本章で紹介した四人の経験では、治療の随所でくり広げられる数値とのありありとした交流が〈日常〉を彩っていた。フィールドワークでそのような光景に入り込み、彼／彼女らが慣れ親しんだ数値との交流に迫る傍らで、それを「生活の医療化」として経験の外部から批判することは本書の問題圏ではない。この「生活の医療化」に対し、生活者が生活の一部として医療を創造する「生活知」に着目する「医療の生活化」（阿部 2014: 51）という観点が示されている。それによると、病気は近代医学での客観的で一般的な現象ではなく、自分の生を反省する契機である。こうした病気観では、生き方の創出のなかに医療システムが組み込まれ、生活化された医療が生み出される。本書はこの「医療の生活化」に近い立場であるが、当人たちが生きながらそれとして明瞭に捉えていない〈日常〉に立ち返って、治療が続く経験の始まりを記述し、新たな理解をもたらすことを目指している。

四人の経験は、入院、定期診察でのＨｂＡ１ｃや主治医の見解、日常的な測定が「他なる視線」となって没頭していたわが身を捉えなおす機会になっていた。言い換えると、それらの機会が捉えなおしを促す「他なる視線」になったのは、そこに何らかの呼びかけがあったからである。例えば、血糖値を見るとき、体重を見るとき、ＨｂＡ１ｃを見るとき、主治医の顔を思い浮かべるとき、その知覚がわが身を捉えなおすように呼びかけたのである。こうした呼びかけは、彼／彼女らがそれをひき受ける限りにおいて呼びかけとなり、ひき受けた呼びかけが促すわが身の捉えなおしは彼／彼女らの意志となり、気をつけるポイントの判断や食事量・運動量などの調節といった行動を選択し、現在の状況から抜け出ていく「自由」を実現する。

…現在のうちに、そして世界のうちに埋没し、私がたまたまそれであるところのものを決然とひき受け、私の意志するものを意志し、私がなすことをなすことによってこそ、私はその向こうに進むことができるのだ。（メルロー＝ポンティ 1974: 374）

現状から次の状況へと変えようとする判断や行動がなされるのは、遡れば「他なる視線」に映るわが身に変えられる可能性を看取っているからであり、さらに遡れば、その知覚に変えようという意向を含んでいるからである。定期的な診察、日々の測定といった現実的な生活のなかで、検査値や主治医の顔が呼びかける知覚をひき受けたとき、初めてその「他なる視線」に映る自分を変える意志が息づく。こうして隠れた意向が私の意志へと躍動し、変化に向けて行動を選び取っていくことだけが「われわれをわれわれの錨から解き放ってくれる」（メルロー＝ポンティ 1974: 374）のだ。治療の継続は患者教育によって正された認識や意志だけで成立するのではなく、それらの意識的な活動以前に、現実に食べ、治療を続ける身体にはたらく根源的な意向が始まりをつくっていた。その意向が生み出す知覚をひき受けることから、意志が発動し、それに連なる選択、行動が次の状況を開いていった。芦沢さんが一日おきに体重計に乗って「あれがいけなかったかな」と考え、中尾さんが下がらない血糖値に代わって体重でやろうと決め、ブドウパンを食べた保田さんの体重が「ピューン」と跳ね上がってすぐにブドウパンをやめ、HbA1cの下がった服部さんが薬を減らしてもらったように、私に呼びかける知覚をひき受け血が通いだした私の意志と行動が、治療を続けながらこの世界で暮らす「自由」を実現していた。それこそが現代医療のうちで暮らす現実の身体に根ざした主体性である。

（4）治療が習慣となった暮らしの安心感

ここまで、治療が続くことを支えている身体の根源的な意向とそれをひき受けて発動する意志について論じてきた。本章の最後に、習慣という観点から考えたい。

芦沢さんは自分にとってちょうどいい間隔で体重と血糖値を交互に測っていた。中尾さんはたいてい毎食前に血糖測定し、保田さんは毎食前の血糖測定、起床時の下着一枚での体重測定、運動後の歩数確認をしていた。服部さんは、時期によって血糖測定をしなくなる時もあったが、朝夕の食前には血糖測定をしていた。そして、四人とも毎日、糖尿病薬の服用と自己注射をしていた。また、芦沢さんは三か月ごと、他の三人は一か月ごとに定期受診をしていた。彼／彼女らはこれらの行動がルーチンワークになっていた。興味深いのは、「一年にいっぺんずつ」入院してきたという服部さんにはHbA1cが上がってきたときに、「そろそろ入院じゃないか」と入院サイクルの回転が見えていたことである。また、腎症が進みかけた中尾さんが「もう一度入院して同じもん食べれば、またすぐ下がる」と、持ち前の対処方法として入院を考えていたことである。長く治療を続け、何度か入院してきた二人には、習慣としての入院があることを教えてくれた。このように、治療行動は習慣化され、それぞれの生活に一定のリズムを刻んでいた。ルーチンワークがつくるリズミカルな生活になっていれば、これらの治療行動をすることに大きな努力は要らない。

また、ルーチンワークをやり遂げることには心地よさが伴う。端的なのは保田さんの冷凍庫が要となった食事実践システムだ。冷凍するお弁当を「一列ずつやっていけば」冷凍庫の中は回り、保田さんは一日三回食べられる。このシステムを創りあげるには努力を要するが、うまく回りだすと半ば自動的に食事実践がなされていた。時にちょっとした工夫をすれば、さらにシステムはうまく回り、適正な体重を保つことができる。保田さんは、自分の実践システムをうまく回すこと／

実践システムがうまく回ることに心地よさを感じていた。この習慣は鷲田の日常論とつながる。鷲田は、戦争の最前線や強制収容所といった非日常と思われるような状況であっても、そこには「日常」があると指摘する。鷲田は、「日常」は「はなはだしく非日常的なもの」まで「いともあっさりと呑み込んでしまう」（鷲田 1997: 26）と言う。こうした「日常性」とは、日常／非日常という区別で捉えられるようなものではなく、「人びとの生が一定のリズムを手に入れ、一定のかたちへと組織されるときのその仕方を示すもの」（鷲田 1997: 28）である。四人の生活では、治療行動が生み出す「一定のリズム」ができており、いつもの測定、記録、受診、入院という「一定のかたち」をつくっていた。暮らしになじんだ感覚を与え、安心感をもたらす習慣。当人たちもあまり気づいていないであろうが、治療を続ける〈日常〉の基層にはくつろぎがあった。

糖尿病と診断され受診し始めた頃、血糖測定や自己注射を始めた頃であれば、受診日に合わせて予定を調整し、生活の中に血糖測定や自己注射を組み込むことに努力を要しただろう。芦沢さんが食事の量を「最初は、意識して（減らしてい）るけど、だんだんだんだんと」自然に減らせるようになったように、継続は行動の実行に伴う「努力感の減少、意識の減少」（川口 2020: 40）をもたらし習慣となる。診察日になると彼らが血糖測定の記録を携え病院にやって来ることは、当人の大いなる努力の末の行動というよりは、いつものように支度をして病院に足が向かうような、わが身に習慣化された行動である。なじんだいつもどおりのふるまいでは、意志や努力は鳴りを潜め、習慣のうちにある「隠れた能動性」（ラヴェッソン 1938: 41; マラン 2021: 148）のはたらきに任せて滑らかに事が進んでいく。

病院で勤務していた頃、私にとって糖尿病患者さんが病院にやって来ることは問うまでもない当たり前のことであった。定期受診に来ない糖尿病患者さんには、自分に必要な医療を優先できない誤った認識や意志の弱さがあるとも思っていた。二型糖尿病治療の継続は本人の努力に因ると考えられがちである。そう言える部分もあるが、治療が続くことによって、努力感は薄れ、当人も気にならないほど治療行動がなじんだ〈日常〉になる。こうして糖尿病治療が続く暮らしは、安心感を伴い、「病いとは言いがたい経験」を創出するのである。

第二章　注

［1］医師でもあり、医療人類学者でもあるクラインマンは、生物医学的な見方に基づく「疾患（disease）」にからめとられてしまわないように、病者が意味づける「病い（illness）」を対置させた（クラインマン 1996）。

［2］健康行動の説明と介入のモデルとして世界的に汎用されている多理論統合モデル（ＴＴＭ：Transtheoretical Model）における行動変化「変化ステージ（stage of change）」も参照した（プロチャスカ・ノークロス 2010）。ＴＴＭにおいて、その人の望ましい行動が六か月以上続く「維持期」は、二型糖尿病治療やケアの目標とされる。医療者のエビデンスとなっているこの理論が定める六か月以上の期間を調査することにより、ＴＴＭで説明可能な長期的な行動を、それとは異なる仕方で提示し、医療者の従来の視点を広げたり、深めたりすることができるとも考えた。結果的に、入院中、定期的な診察でのフィールドワークが多くなった。入院中であれば血糖測定やインスリン製剤注射、糖尿病教室などの場面、診察では来院から会計まで一連の行程に同伴した。医療／生活という二項対立にとらわれない〈日常〉にアプローチするうえでは、医療場面が多くてもそこに当たり前のことがある限り支障ないと考えるが、研究成果を発表したシ

ンポジウム（第一四回日本質的心理学会、会員企画シンポジウム「治癒せざるものの治療のために」―病い経験を捉える新しい概念生成に向けて［代表 坂井志織（首都大学東京）］）で、京都大学（当時）のやまだようこ氏より、医療場面に傾倒した記述であることを指摘された（「糖尿病外来診療場面にみられる病い経験の現象学的分析」で発表）。記述の意図を十分に伝えられなかったことが課題である一方、この研究は、一般的に医療に関する場面が多いとみなされることを自覚した機会となった。

［3］通常は「水で味付け」することはない。ここで保田さんが説明する調理は茹でるか蒸すことであったと考えられる。しかし、「油はダメ」と理解していた保田さんにしてみると、水は油に代わる「調味料」としてとらえられた。油に代わって「水で味付け」るという調理の仕方・表現に、保田さんの食事への厳密さが滲み出ている。

［4］蜂窩織炎とは、「病原性黄色ブドウ球菌による真皮深層から皮下組織に及ぶ、びまん性急性化膿性炎症」である。（渡辺 2020: 138）

［5］芦沢さんは自己管理ノートのこの使い方を自分で「勝手に決め」（インタビュー三回目）た。血糖測定は朝食前と就寝前の一日二回、一日おきに実施している。最初は夕食後に測っていたが、「すごい（高い数値）のが出て『うぇっ！』てなる」（フィールドノーツ六回目）ため、程よく下がった値が出る就寝前に測るようになった。そして、血糖値を測らない日には体重計に乗る。芦沢さんは血糖値と体重を交互に測り、自己管理ノートに記録し続けていた。芦沢さんはちょうどいい数字のつけ方を、このように「ちょっと考える」ことで見いだしていた。

［6］入院中の雑談では、食事について以下のように語っていた。血糖値が高くなってきた中尾さんにとって、入院中の食事の意味も変わっていたようだ。「でもね、入院が三週目ともなると、もうごはんもつまらなくなってね。」フフフと笑う。細野も笑う。中尾さん「野菜が大事っていうのはわかるけど、毎日、玉ねぎ、にんじん、ブロッコリーって。玉ねぎは体にいいから、まあ食べるけど、にんじんやブロッコリーなんかはそんなに毎日ね。食べたいときに買ってきて食べる物だから。それに、ご飯が進む物がないわよね。朝はパンにしたから。ノリの佃煮とか出ないのよね。ご飯だけっていっても、なかなか食べられないですしね。お

米も違うし。入院中の食事って、力が出ないなって思います。病人の食事だなあって。家では糠漬けも、お塩を減らして自分で作ってるから、それを食べたり。ヨーグルトだって食べたいなと思うけど、ここでは出ないしね。おうちでは冷凍してあった鮭を焼いて食べたりしてました。あと、おやつだって食べたいですよねえ。」（フィールドノーツ二回目）

［7］糖尿病の合併症である糖尿病性腎症を発症し、医師が透析予防の指導が必要だと考えた糖尿病患者に対して、医師、看護師、保健師、管理栄養士などが共同して必要な指導を行う。指導が行われた場合は、診療報酬で糖尿病透析予防指導管理料が算定される。糖尿病性腎症が進行すると、タンパク質の摂取を控えなければならず、食事療法の注意点をカロリー制限から切り替えなければならなくなる。

［8］服部さんは診察の待ち時間に、注射を見せながら「疲れてくるとね、これも嫌になっちゃうんですよ。疲れてくると痛いのよね。元気な時はエイッと打つんだけど。」と語った場面があった。（フィールドノーツ五回目）

［9］怒りではないが、退院後に下がらなくなった血糖値や上がり出したＨｂＡ１ｃに落胆した中尾さんや服部さんの様子は、医療からの「他なる視線」によって暴かれた身体と日常を暮らす身体との不調和からくる悲哀を表わしているだろう。

終章
二型糖尿病とともにある暮らしを記述するということ

1 「病い」の経験と「病いとは言いがたい」経験

本書では、二型糖尿病とともに暮らす人びとの暮らしを、「人生・生活・日常」の三つの視点から記述してきた。二型糖尿病治療では「『生活』そのものが養生となる」（河口 2001: 7）と言われるほど、二型糖尿病である人びとの「暮らし」と「病気」は分かちがたくある。どこにでもあるがゆえにつかまえにくいその経験をできるだけリアルに理解できるよう、本書ではライフストーリーと現象学の思考を借りて形にした。そして、それらの記述から二型糖尿病とともに暮らすことにおける「病い」の経験と「病いとは言いがたい」経験の異なるありようが浮かび上がってきた。

水谷さんと東さんの人生とともに描いた「病い」の経験からは、入院して危機感を覚えても、家に帰ってくると娘を心配して一緒にアイスクリームを食べてしまうことや、人生の中で生起するいろいろなことの鬱積により病気の治療が二の次となるライフストーリーがあった。二型糖尿病者のストーリーによる記述は、病む人の個別経験の独自性が明らかになることで、「なぜそうなったのか」という理解を深める（家高 2013）ことができる。また、東さんのゴミ出しと糖尿病薬の自己注射が並ぶような何気ない生活の語りからは「誰にも隠されていないが誰の目にも触れない」（岸 2015: 24）ような普段の姿もまた、二型糖尿病とともに暮らす人の経験（「病いとは言いがたい」ような経験）に含まれていた。そして、「病いとは言いがたい」ような経験をさらに追究しようと、保田さん、芦沢さん、服部さん、中尾さんに一年間同伴し、本人たちにもあたりまえとなって見えなくなっている〈日常〉を記述してきた。彼／彼女らは、糖尿病治療を続ける中で、血糖測定や定期受診、入院といった治療上の出来事にしばしば遭遇する。これらの出来事は「他なる視線」（医師の目や血糖値・体重などの数値）となってわが身のふるまいを捉えなおすきっかけになるが、それ以前に糖尿病であるわが身のふるまいを映し出すものとしてそれらを知覚している身体の根源的な意向があった。その根源的な意向は、数値や主治医の目を、糖尿病である自分を映し出す「他なる視線」として成り立たせる。その「他なる視線」からの呼びかけをひき受ける限りにおいて、何かを「やろう」という意志に血が通い「その向こうに進むことができ」（メルロー＝ポンティ 1974: 374）、糖尿病治療とともに暮らす中での「自由」を実現していた。そして、治療の継続はルーチンワークによって日常にリズムを生み出し、一生懸命がんばらなくても治療行動がスムーズになり、その暮らしをそこはかとなく護っていた。糖尿病治療とともに暮らす習慣からの贈り物である。

治療が〈日常〉となってうまく回っていれば、二型糖尿病はこれといった姿を見せなくなり、「病いとは言いがたい」経験となる。それでも、毎日の生活の中では、その〈日常〉がほころぶ瞬間がある。そんな時に二型糖尿病は「病い」として姿を見せるのだ。時に二型糖尿病であるがゆえに苦悩し、時に二型糖尿病であるがゆえに生きる喜びを感じる。こうして揺り動かされる「病い」を経験する傍らで、自らおこなっているが目に留まらない習慣的なふるまいからなる「病いとは言いがたい」経験を織り出しつつ、二型糖尿病を病む人は暮らしていた。

2 二型糖尿病治療との暮らしから考える現代社会における自由

この本では、現代社会を貫く自立・自律したセルフ観からではなく、二型糖尿病である人たちが暮らす場所から治療が続く経験を記述し、理解の通路をつくることを試みた。彼／彼女らは、健康を自己管理する規範が浸透した現代社会で暮らし、自らも気づかぬうちにその規範を取り込んでいた。社会規範を取り込んだ意向だけでなく、食べものを捉える身体の意向、「他なる視線」に映る糖尿病治療中の自分の姿を捉えなにかを「やろう」とする意向が、彼／彼女らの意志をかいくぐってはたらいており、自覚に及ばないこれらの根源的な意向をひき受けたとき、初めて意志が意志として息吹き、目指す行動につながっていった。こうした生き様は、決して二型糖尿病である人びとに限ったことではない。私たちの暮らしもまた、同じような成り立ちをしている。全国民を対象にした生活習慣病予防の啓発は私たちの暮らしにも波及しており、私たちは知らず知らずのうちに自らの意向に吸収している。それゆえ、私たちは健康診断や日々のヘルスデータに呼びかけられて自分を捉えなおし、健康であろうと何らかの対処をする。ヘルスデータが自分に呼びかけるのは、それらを変えうるものとして知覚する身体の根源的な意向がはたらいているからである。この呼びかけをひき受ける限りにおいて、私たちはセルフケアする意志を芽吹かせ、自分にとってよりよい状況を開こうと、ある時は脂肪を落とすというお茶を飲み、ある時は階段を使ってカロリーを消費しようとする。しかし、行動を選択する意志は、かごに盛られたみかん、いただき物のケーキやクッキー、回転ずし店等が身近にあり、忙しい会社のリズムや気になる娘の調子といったリアルな状況のうちではたらく意向――「ひそやかな決意」（メルロー＝ポンティ 1974: 343）――をひき受けたとき初めて意志となる。ここに、状況に左右されてしまう意志の曖昧な成り立ちが見えてくる。

他方で、意志は次の状況を開く「自由」を可能にする。ＨｂＡ１ｃが七％台に下がった服部さんは、すぐさま薬を減らすよう主治医に持ち掛けた。服部さんの息づいたこの意志が選択したこの行動は薬剤が減るという次の状況をもたらし、服部さんの「自由」を実現した。服部さんの意志による決意は、ＨｂＡ１ｃが下がらず、たくさんの薬剤を服用し続け、ＨｂＡ１ｃが高いうちは薬を減らすよう言いづらい経験をしていたからこそ為されたのであり、この状況が「決意のための背景」（メルロー＝ポンティ 1974: 347）として開かれていたことがわかる。身体で暮らす私たちは、意志によって、まさにこの状況から抜け出す「自由」を実現することもできるのだ。保健医療政策であれば、その意志を健康的なものにするため、啓発的な政策用語を普及させ、知識提供し、個別相談し、さまざまなアプローチをする。私たちに、常に健康であろうとする意向がひき受けられ、健康的にふるまう意志が発動するとは限らないが、身体が不調になればその不調が「決意のための背景」（メルロー＝ポンティ 1974: 347）となり、治そうとする「ひそやかな決意」（メルロー＝ポンティ 1974: 343）がうごめきだす。その意向をひき受ける決意をした瞬間、病気や身体の不調を治そうとする意志が立ち上がり、医療を受診したり、食事を変えたりして自らの行動で不調から抜け出る「自由」を実現することもできるのである。老い、病み、現代の保健医療システムに組み込まれながら暮らす私たちがなしうる「自由」であろう。

3　その暮らしにフィットした糖尿病医療・ケアに向けて

糖尿病医療の進歩は目覚ましく、糖尿病ケアの領域も個々の患者に寄り添った支援ができるよう体系立てられてきた。日本の糖尿病治療・ケアを牽引するのは、その専門性を高めた日本糖尿病療養指導士[1]、糖尿病看護認定看護師[2]、糖尿病専門医[3]である（表4）。チームで進められることが多い糖尿病医療では、これらの資格をもつ者たちが他の医療専門職者たちと連携をとり、標準化された治療やケアを提供している。糖尿病医療の質を向上させうる高度な専門職の活躍が、大いに期待されることは言うまでもない。

他方で、その合併症が全身に及びやすいことから、二型糖尿病である人たちはその検査や治療のために複数の科を受診することが多い。さらに、生活習慣や加齢が発症の一因となるため、別の疾患に罹患している場合も多く、糖尿病治療を専門としない科を受診していることも多い。

二〇〇五年から始まった文部科学省と厚生労働省（文部科学省・

表4　糖尿病に関する専門資格一覧

資格名	対象職種	認定機構	開始年	人数
日本糖尿病療養指導士	看護師、管理栄養士、薬剤師、臨床検査技師、理学療法士	日本糖尿病療養指導士認定機構	2001年	2021年6月現在 19,096名[4]
糖尿病看護認定看護師	看護師	日本看護協会	2000年	2022年6月現在 932名[5]
糖尿病専門医	医師	日本糖尿病学会	1989年	2022年4月現在 6,584名[6]

厚生労働省 2005）による「健康フロンティア戦略[7]」における「糖尿病予防のための戦略研究（Japan Diabetes Outcome Intervention Trial: Ｊ－ＤＯＩＴ）では、二〇一四年当時でも全国の糖尿病専門医数が約五〇〇〇名にすぎなかったことから、受診中断を抑制するために、糖尿病専門医ではないかかりつけ医が二型糖尿病診療を支援するシステムを開発した。[8] 全国のかかりつけ医に向けて受診中断者の特徴、受診中断の理由や対策を掲載した「糖尿病受診中断対策包括ガイド」をまとめ、各地域の実情に応じた良策を構築する必要性を提言した（厚生労働省厚生労働科学研究成果データベース 2014）。また、糖尿病看護では、厚生労働省の主導により、生活習慣病対策を推進する観点から、二〇〇六～二〇〇九年度にかけて臨床実務研修を受けた「糖尿病に強い看護師」の育成事業（事業番号九八）が推進され、一二の都道府県で実施された（厚生労働省医政局長通知 2010）。

一千万人とも言われる膨大な糖尿病人口を鑑みると、糖尿病医療の専門性を高めた人材が十分ではないという現状が見えてくる。糖尿病医療・ケアの質の向上には、専門性を高めていくことと併せつつも、二型糖尿病である人にかかわる医療者全般を巻き込んだ方策も求められる。

本書で見てきたように、糖尿病治療を続ける人たちは、医療システムと絡まり合った身体で暮らしている。時にＨｂＡ１ｃが高く医師に怒られて、つらい「病い」を経験しても、彼／彼女らは家に帰ればそれぞれに測定値を記録し（または記録せず）、診察日には記録を持参して（持参しないで）病院にやって来る。これは、習慣となった「病いとは言いがたい」経験がなしうる強みである。時に、病院に行くことがひどく嫌になり、その嫌気をひき受けた時には行かないことを決意して行動する。水谷さん、東さんには過去に受診を中断した経験がある。しかし、不調を感じれば再び受診する。怒られることを承知で。これは、自分の身体への気がかりをひき受ける決意をして、再受診という新しい状況に自分を開く「自由」である。

再受診により医療者はその人に出会うことが可能となる。医療者に聴く耳があれば、その人は、受診中断から再受診にいたるライフストーリーを語ってくれるだろう。その語りから、その人の「病い」の経験が見えてくるはずである。そして、治療が継続されれば医療者はその人たちの〈日常〉に入り込むことができる存在となる。日常でふと想起する医療者の顔がその人にとって「他なる視線」となり、自分を捉えなおすきっかけになれば、私たち医療者はその人の日常の中で遠隔的にケアすることが可能になるかもしれない。その人に猛省を促す怒った医療者の顔も時にはいいかもしれないが、その人が自らを労わることを後押しする優しい顔を思い浮かべてもらえるような存在でありたい。包帯をさりげなく巻きなおすかかわりに象徴される配慮ある医療者の視線は、二型糖尿病とともにあるその人に「自分自身への配慮を再生」（マラン 2021: 117）させるだろう。病院で出会う医療者の顔がその人の〈日常〉の光景になり「病いとは言いがたい」経験をもたらしている時、医療者はその人の暮らしをそっと護る安全ベルトのようなものになり得るだろう。

看護師である私は二型糖尿病とともに暮らす身体に習慣づいた定期受診を阻むものが医療者の存在であってはならない、と強く思う。糖尿病に代表される慢性病者は、受診が続けば大いなる努力をしなくとも治療行動をスムーズに営めるようになり、その人の日常には一定のリズムが刻まれる。イチロー選手のしなやかな身のこなしが、彼の習慣からつくられていると考えれば、その人になじんだ治療上のふるまいは糖尿病治療を続ける習慣によってつくられたオリジナルの傑作として見えてくる。たとえ医療者が期待するふるまいとは大幅に異なったとしても、だ。例えば、血糖コントロールに照準を絞り過ぎれば、医療者には習慣化したその人の生活の滑らかさに宿る「優美さ（grâce）」（ラヴェッソン 1938: 48; 川口 2020: 38）を見落とすだろう。病院で働く自分の目の前に、いつものようにその人が来ること自体、習慣化された優美なふるまいなのだ。取るに足らないいつもの受診行動にしなやかさを見いだせる医療者が増えれば、受診はその人にとってより安心でき、安全な機会となる。

糖尿病治療・ケアにおける重要課題の一つは、糖尿病の可能性を指摘されながら未受診、あるいは受診中断をする人びとへのアプローチだ。受診の機会がなければ、医療者は治療もケアもおこなえないのだから、治療場面での習慣化されたふるまいに気づき、リスペクトとともにサポートできる医療者の育成は重要である。

その人の暮らしに入り込んだ治療・ケアを目指すならば、二型糖尿病である人と出会えた時、サファリングやホープで縁取られた「病い」の経験を聴いてわかろうとし、「病いとは言いがたい」経験になるまで受診と治療行動が習慣となるようなかかわり方が必要だろう。つまり、医療者側には、その人の経験を手に取るように描けるかが問われているのである。この問いに応えるには、その人が気にしている数値、よく使っている道具、身のまわりの光景、独自の対策、困りごとや楽しんでいることなどを、その人に訊いて教えてもらわなければならない。そこでの会話は治療とは関係のない雑談のように思えるかもしれないし、血糖値の改善に直結することではないかもしれない。それでも、いつもの姿を教わるかかわりは、その人が「自分に向けて語ること」（マラン 2021: 124）

をもたらし、「他の人に向けて、一人称で展開される」（マラン 2021: 124）その人のストーリーを紡ぎ出すことを可能にする。医療者に向けて自分の糖尿病治療ストーリーを語る場は、その人らしくいられることを支える「保護網」（マラン 2016: 260）となって治療とともにある暮らしに安心感をもたらすだろう。

六人の経験を通じてその「人生・生活・日常」から描いた本書が、二型糖尿病とともにある暮らしにフィットした医療の礎石を築くことができれば、と祈っている。

終章　注

［1］「日本糖尿病療養指導士とは、糖尿病とその療養指導全般に関する正しい知識を有し、医師の指示の下で患者に熟練した療養指導を行うことのできる医療従事者（本認定規則（日本糖尿病療養指導士認定規則）第二章第三条第一項に示す者）に対し、本機構（日本糖尿病療養指導士認定機構）が与える資格である」（日本糖尿病療養指導士認定規則第一章第一条）。（日本糖尿病療養指導士認定機構 2022: vi）

［2］認定看護師とは、日本看護協会の認定を受けた看護師であり、特定の看護分野において以下の役割を果たす。糖尿病看護の分野は二〇〇〇年に特定された。

（1）個人、家族及び集団に対して、高い臨床推論力と病態判断力に基づき、熟練した看護技術及び知識を用いて水準の高い看護を実践する（実践）。

（2）看護実践を通して看護職に対し指導を行う（指導）。

（3）看護職等に対しコンサルテーションを行う（相談）。

なお、二〇二〇年度より資格を取得した認定看護師は、特定行為研修を修了したうえで、新たな認定看護師へ移行することができ、B課程認定看護師として登録される。B課程糖尿病看護認定看護師がもつ知識と技術は、「血糖パターンマネジメント、病期に応じた透析予防・療養生活支援、予防的フットケア、身体所見から病態を判断し、インスリンの投与量の調整ができる知識・技術」である。二〇一九年七月一四日までに資格を取得した認定看護師は「血糖パターンマネジメント、フットケア等の疾病管理および療養生活支援」を専門的な知識と技術としてもち、A過程認定看護師として登録されることになった。A課程認定看護師は、特定行為研修を修了し、二〇二一年度以降に所定の手続きを行えばB課程認定看護師への移行が可能となった。日本看護協会 http://nintei.nurse.or.jp/nursing/qualification/cn（二〇二二年六月一四日アクセス）。

　少子高齢社会における国民のニーズに応えるべく、チーム医療を推進し、看護師がその役割をさらに発揮するため、看護師が実施できる診療の補助範囲が広がった。糖尿病看護分野では、インスリン投与量の調整が可能になったが、医師の業務の一端を担う新たな認定看護師のあり方には賛否両論がある。

[3] 糖尿病専門医は、日本糖尿病学会が設定した専門医制度で、「糖尿病学の進歩に呼応して、糖尿病臨床の健全な発展普及を促し、有能な糖尿病臨床専門医の養成を図り、国民の健康増進に貢献することを目的」としている（一般社団法人日本糖尿病学会専門医制度規則第一章第一条）。日本糖尿病学会 http://www.fa.kyorin.co.jp/jds/uploads/specialist_rule.pdf（二〇二〇年八月一四日アクセス）

[4] 日本糖尿病療養指導士認定機構 https://www.cdej.gr.jp/modules/general/index.php?content_id=1（二〇二二年六月二六日アクセス）

[5] 日本看護協会 https://nintei.nurse.or.jp/nursing/qualification/cn#approvedpersons（二〇二二年六月二六日アクセス）

[6] 日本糖尿病学会 http://www.jds.or.jp/modules/senmoni/（二〇二二年六月二六日アクセス）

[7] 国民一人ひとりが生涯にわたり元気で活動的に生活できる「明るく活力ある社会」の構築のために、国民の「健康寿命」を伸ばすことを基本目標に置き、「生活習慣病予防対策の推進」と「介護予防の推進」を柱として策定した二〇〇五～二〇一四年にわたる一〇カ年戦略である（文部科学省・厚生労働省 2005）。二〇〇七

〜二〇一六年には、「健康国家の創設に向けて挑戦していく」「新健康フロンティア戦略」が推し進められた。J-DOITは三つの課題からなり（J-DOIT1、2、3と略称）、それぞれ糖尿病発症予防、受診中断の低減、合併症の抑止を扱った。

[8] J-DOIT2による。当該研究では、「地域医師会に所属してかかりつけ医として活動する医師とその外来糖尿病患者を対象に、患者に対する受診勧奨及び主として電話による生活指導（指導内容は医師に情報提供する）と医師への診療内容のフィードバックが、受診中断の抑制効果を有するか否かを検証した研究で、正式名称は『かかりつけ医による2型糖尿病診療を支援するシステムの有効性に関する研究』である」。（厚生労働省厚生労働科学研究成果データベース 2014）。

あとがきにかえて

「この患者さんはいったいどんな（ひどい）生活をしているのだろう？」これは、かつて病院で看護師として勤務していたとき、二型糖尿病によって入退院をくり返す「常連さん」たちに抱いていた疑問である。私は、彼／彼女らの治療にかかわる看護師として、血糖コントロールを良くするために、その原因を明らかにして、生活を変えてもらいたいと思っていた。けれども、「常連さん」たちは私たちのかかわりに何処吹く風で、度々、血糖値を高くしては入院してくるのだった。ただ、主治医や看護師たちにとって「常連さん」は人懐っこく、どこか憎めない感じがして（そう感じない医療スタッフもいたかもしれないが）、気がつけば、また巻き込まれて頭を抱えているのであった。

修士課程で、佐藤登美教授（当時静岡県立大学）のもとで、臨床での経験を振り返り、さまざまな知識を学ぶなかで、自分が問題解決的な思考にとらわれていたこと、また、それだけでは見えない世界があることを学んだ。結果的に、私の研究を動機づけた「この患者さんはいったいどんな（ひどい）生活をしているのだろう？」というクリニカルクエスチョンは、「この人は、どのような人生や生活のなかで、どのような病いを経験しているのだろう？」というリサーチクエスチョンへと変貌を遂げた。二型糖尿病によって入院をくり返す人の生活における病いの経験を明らかにすることは、糖尿病看護に速効性のあるアウトカムにはならないだろうが、看護するその人の経験を十分に理解できないままに、効果的とされるケアをしても、ケアする基盤がもろい。まずは、その人（病む人）の視点から人生や生活といった文脈を捉え、病いの経験を記述して理解を深め、ケアの基盤を固めたい。そこで修士論文では、ライフヒストリーの方法論を用い、二型糖尿病によって入院をくり返した人びとの病いの経験を記述した。

それから一〇年近くを経て博士後期課程に進学した。修士課程修了後、修士論文で再構成した一人のライフヒストリーを学術誌に投稿したものの、不採択となっていたことを後悔していた私は、進学後すぐに、駒松研究会（駒松仁子教授・前国立看護大学校、鈴木智之教授・法政大学が主催する医療社会学に関する研究会）で、お蔵入りになっていた論文と査読コメントを見ていただいた。それは、過去の傷が疼きだすような時間だったが、修士論文での研究参加者に再びインタビューしてはどうかという、救済的かつ建設的な提案を研究会でいただくことができた。私は「そういう手だてがあるのか！」と、意気込んで継続研究に取り組み、一〇年ぶりに二人の研究参加者のもとへと足を運んだ。遠方に住むお二人は快く私を受け入れてくださり、インタビューは私にとって懐かしく温かい時間になった。この一〇年ぶりの再会では、以前と変わらないこと、変わったことに気づかされ、語りを理解する視点が広げられた。二人の語ったトランスクリプトを読み込むなかで、ライフヒストリー研究では注目しなかった何気ない生活の語りが気になり、博士論文の研究テーマを定めていく良い機会となった。博士後期課程では看護学領域で現象学的研究を確立した西村ユミ教授（当時首都大学東京、現東京都立大学）のもとで学んだ。西村ゼミの大学院生は必修科目である「看護哲学」で、フッサール、メルロ＝ポンティ、ハイデガーらの難解なテクストを読み、プレゼンテーションしなければならない。そのたびに撃沈した日々であったが、フッサール研究者の榊原哲也教授（当時東京大学）による多大なサポートを受けながら現象学の思想を学んだことで、少しずつものごとの見方が変わっていくのを感じた。それは本書の第一章で記述したように、病いの経験が紡ぎだすストーリーだけに目を向けていたら見落とすような、日常のなんでもない光景の語り、「病いとは言いがたい」経験の発見につながった。そして暮らしにあたりまえに存在していたものの、見落とされていた様相を博士論文で記述した。

看護への取り組み方について、私にはいくつかの手本がある。ひとつは、修士課程の指導教員である佐藤登美先生の文章だ。佐藤先生が描写する看護の場面は、芸術的で感動する。目まぐるしく状況が変化する看護の中で、これだ！と気づかされる大事な場面が拾い上げられている。その場面は、佐藤先生の身体感覚とともに描かれ、読者の身体まで届いてくる。そして、佐藤先生の病む人へのまなざしもまた、記述に力を与えている。その記述からは、病むことに伴うさまざまな思いや、ふるまいを細やかに優しく汲み取ろうとするまなざしが透けて見える。佐藤先生の記述は、病む人にかかわる看護にとって大事なこと――高度化されていく医療や看護に追随するような方向性ではなく、ケアの根源にさかのぼっていくような方向性のもとで見出される大事なこと――を巧みに描き出している。もうひとつの手本は、博士後期課程の指導教員である西村ユミ先生の、学問の発展をめざすオープンな態度である。看護学領域にいる私たちは、看護学を発展させることが重要になるが、看護学のみを追究するのではなく、哲学や社会学・人類学、医学など多くの学問領域の研究者と協働することの重要さを、西村先生にお教えいただいた。知的探究のためのネットワークを多方面に編み出して問いの答えを共に探していくとき、自分（看護学）だけでは見えなかった発見がある。そして、看護学に立ち戻り、その発見をどう成果として伝えていくのか。現象学的研究の成果を、看護学の知にするために闘う西村先生の背中から多くを学んだ。

看護は、その人の人生や生活、日常といった経験を理解し援助することが大切である。私は糖尿病看護でのケアの基盤を固めたいと、本書で二型糖尿病と暮らす六名の人びとの経験を記述した。だが、こうやって暮らしの経験を何らかの形で表したところで、それはひとつの表現に過ぎない。「人生・生活・日常」は捉えようがないほど漠然としていて広く、それらへのアプローチは無限大である。そして、二型糖尿病のような慢性の病いは、深く暮らしに入り込んでいる。私の手に負えない膨大さだが、それでもその経験を表現していくことが二型糖尿病とともに暮らす人びとへの理解に向かう一路になる。「人生・生活・日常」は捉えきれるものではないという高い壁にへこたれることなく、人びとの暮らしをわかったつもりになるという傲慢さに陥ることなく、どうにかうまく二型糖尿病とともに暮らす経験の理解に近づく通路をつくれたらと願っている。私の病いとともにある経験の描き方を探す旅はこれからも続くだろう。ゴッホは彼に見えた糸杉のある風景を独自のタッチによって描きだした。私の目をとらえて離さないあの迫力ある絵は、彼の経験していた世界から創造されたひとつの表現だ。私には絵を描くことはできないけれど、画家が経験した世界を巧みに描きだすようなイメージで、二型糖尿病とともにある人びとの暮らしを描いていきたい。

本書は、研究参加者になってくださった六名の方々の存在なくしてはできなかった。長きにわたる調査に協力してくださり、その暮らしのなかに少しでも入らせていただけたことに、深く御礼申し上げたい。本書の出版にあたり、久しぶりに連絡をとると、皆さんの温かな声が届いた。それぞれに近況を聞かせてくださり、その暮らしが脈々と続いていることがうれしかった。水谷さん、東さん、芦沢さん、保田さん、服部さん、中尾さん、本当にありがとうございました。また、修士課程で多くのことをご指導、ご支援いただいた佐藤登美先生、奥原秀盛先生にも御礼を申し上げたい。残念ながら、佐藤先生は二〇二一年一二月にご逝去された。佐藤先生に本書を手渡せなかったことが心残りだが、佐藤先生だったらどんな感想を聞かせてくれるのだろうと想像を膨らませている。博士後期課程でご支援いただいた西村ユミ先生、榊原哲也先生、東京都立大学大学院人間健康科学研究科看護科学域成人看護学領域の先生方、大学院生の仲間たち、駒松研究会、臨床実践の現象学会研究会でご意見をくださった皆様にも御礼申し上げたい。西村先生からの千本ノックを受け、仲間たちとボールに食らいついた毎日を送ったことは、今の私の地盤となっている。そして、メルロ=ポンティのテキスト解釈について貴重なアドバイスをくださった杉本隆久さんにも御礼を申し上げたい。

本書が修士論文と博士論文から構成されているのは、新曜社の魚住真一さんからのご提案による。魚住さんには、二〇一七年にライフヒストリー研究と現象学的研究を組み合わせることで、二型糖尿病の理解がより深まるのではないかとご意見をいただいた。博士後期課程修了後、私の生活のほとんどは看護教員の仕事が占めており、この壮大な執筆行程を乗り越えられるのか皆目見当もつかなかったが、隙間時間を見つけては筆を進め、魚住さんに伴走してもらいながらここまで至ることができた。思えば、修士論文と博士論文を出版できるなんて、私はなんと恵まれているのだろう。これまでお世話になったすべての方々に心より感謝申し上げたい。

最後に、いつもサポートしてくれる家族に何よりも感謝したい。家族は、私の暮らしを支え、私たちの暮らしをつくる大切な存在だと切に思う。本当にありがとう。

細野知子

二〇二二年七月

t doc?dataId 00tb5944&dataType 1&pageNo 1
厚生労働省厚生労働科学研究成果データベース 2014「患者データベースに基づく糖尿病の新規合併症マーカーの探索と均てん化に関する研究—合併症予防と受診中断抑止の視点から」資料 5　糖尿病受診中断対策包括ガイド．URL: https://mhlw-grants.niph.go.jp/system/files/2013/133061/201315055A/201315055A0007.pdf
日本看護協会 web サイト「専門看護師・認定看護師・認定看護管理者」. URL: https://nintei.nurse.or.jp/nursing/qualification/cn approvedpersons（2022 年 6 月 26 日アクセス）
日本糖尿病療養指導士認定機構（編著）2022『糖尿病療養指導ガイドブック 2022：糖尿病療養指導士の学習目標と課題』メディカルレビュー社.
日本糖尿病療養指導士認定機構 web サイト「県別有資格者数・合格率」（2021 年 6 月 15 日現在の居住地で集計）. URL: https://www.cdej.gr.jp/modules/general/index.php?content id 1（2022 年 6 月 26 日アクセス）
モーリス・メルロー＝ポンティ／竹内芳郎・木田元・宮本忠雄（訳）1974『知覚の現象学 2』みすず書房.
文部科学省・厚生労働省 2005「健康フロンティア戦略」の推進に向け取り組むべき施策について．URL: https://www.mhlw.go.jp/shingi/2005/07/s0725-7h.html
ラヴェッソン／野田又夫（訳）1938『習慣論』岩波書店.

能」『社会学評論』58(3), 326-342.
細野知子 2017「２型糖尿病者における〈日常〉の現象学的記述」首都大学東京, 博士論文, 甲第808号.
細野知子 2019「探究し続ける食事・運動実践：糖尿病治療で知ったよろこびをきっかけに」臨床実践の現象学, 2(1), 1-19. https://doi.org/10.18910/76181
細野知子 2019「食事療法の難しさを伝える糖尿病者における食事経験の現象学的記述」『日本糖尿病教育・看護学会誌』23(1), 43-51.
モーリス・メルロ＝ポンティ／滝浦静雄・木田元（訳）1966『眼と精神』みすず書房.
モーリス・メルロ＝ポンティ／竹内芳郎・小木貞孝（訳）1967『知覚の現象学１』みすず書房.
モーリス・メルロ＝ポンティ／竹内芳郎・木田元・宮本忠雄（訳）1974『知覚の現象学２』みすず書房.
ラヴェッソン／野田又夫（訳）1938『習慣論』岩波書店.
鷲田清一 1997『現象学の視線：分散する理性』講談社.
渡辺晋一 2020『系統看護学講座 専門分野 皮膚（第15版）成人看護学12』医学書院.

終章

日本糖尿病学会webサイト. http://www.jds.or.jp/modules/senmoni/(2022年６月５日アクセス)
家高洋 2013「看護研究におけるケースの知の意義（後編）」『看護研究』46(7), 728-739.
川口茂雄 2020「ラヴェッソン」川口茂雄・越門勝彦・三宅岳史（編著）『現代フランス哲学入門』ミネルヴァ書房 pp.36-41.
河口てる子（編）2001『糖尿病患者のQOLと看護』医学書院.
岸政彦 2015『断片的なものの社会学』朝日出版社.
クレール・マラン／鈴木智之（訳）2016『熱のない人間：治癒せざるものの治療のために』法政大学出版局.
クレール・マラン／鈴木智之（訳）2021『病い、内なる破局』法政大学出版局.
厚生労働省医政局長通知 2010（平成22年３月24日）医政発0324第21号「看護職員確保対策事業等の実施について」https://www.mhlw.go.jp/web/

MA, Jones & Bartlett Learning.
アーサー・クラインマン／江口重幸・五木田紳・上野豪志（訳）1996『病いの語り：慢性の病いをめぐる臨床人類学』誠信書房.
阿部年晴 2014「生活の場からの発想：医療システムと生活知」浮ヶ谷幸代（編著）『苦悩することの希望：専門家のサファリングの人類学』協同医書出版社 pp.51-76.
浮ヶ谷幸代 2004『病気だけど病気ではない：糖尿病とともに生きる生活世界』誠信書房.
エマーソン・R，フレッツ・R，ショウ・L／佐藤郁哉・好井裕明・山田富秋（訳）1998『方法としてのフィールドノート：現地取材から物語作成まで』新曜社.
川口茂雄 2020「ラヴェッソン」川口茂雄・越門勝彦・三宅岳史（編著）『現代フランス哲学入門』ミネルヴァ書房 pp.36-41.
クレール・マラン／鈴木智之（訳）2016『熱のない人間：治癒せざるものの治療のために』法政大学出版局.
クレール・マラン／鈴木智之（訳）2021『病い、内なる破局』法政大学出版局.
坂井志織 2019『しびれている身体で生きる』日本看護協会出版会.
榊原哲也 2016「看護と哲学：看護と現象学の相互関係についての一考察」『看護研究』49(4), 258-266.
サンドラ・P・トーマス，ハワード・R・ポリオ／川原由佳里（監修）松本淳（訳）2006『患者の声を聞く：現象学的アプローチによる看護の研究と実践』エルゼビア・ジャパン.
ジェームズ・O・プロチャスカ，ジョン・C・ノークロス／津田彰・山崎久美子（訳）2010『心理療法の諸システム：多理論統合的分析』金子書房.
田口茂 2014『現象学という思考：「自明なもの」の知へ』筑摩書房.
西村ユミ 2016「「そうではなくて」という思考のスタイル：現象学と看護研究の関係を捉え直す」『看護研究』49(4), 324-335.
日本糖尿病学会（編著）2022『糖尿病治療ガイド 2022-2023』文光堂.
日本糖尿病療養指導士認定機構（編著）2022『糖尿病療養指導ガイドブック 2022：糖尿病療養指導士の学習目標と課題』メディカルレビュー社.
パトリシア・ベナー，ジュディス・ルーベル／難波卓志（訳）1999『現象学的人間論と看護』医学書院.
福島智子 2007「インデクスとしての血糖値：リスクの医学における数値の機

期課程学位論文.
鶴田幸恵・小宮友根 2007「人びとの人生を記述する」『ソシオロジ』52(1), 21-36, 159.
中野卓 1984「生活史研究について」川添登（編）『生活学へのアプローチ』ドメス出版 pp.69-88.
中野卓・桜井厚（編）1995『ライフヒストリーの社会学』弘文堂.
日本糖尿病学会（編著）2022『糖尿病治療ガイド 2022-2023』文光堂.
野並葉子・米田昭子・田中和子・山川真理子 2005「２型糖尿病成人男性患者の病気の体験：ライフヒストリー法を用いたナラティブアプローチ」『兵庫県立大学看護学部紀要』12, 53-64.
ポーリット・D・F，ベック・C・T／近藤潤子（監訳）2010『看護研究：原理と方法（第２版）』医学書院.
細野知子 2005「入院を繰り返す２型糖尿病者の生活における病いの経験：ライフヒストリーの構成とその解釈を通して」静岡県立大学大学院看護学研究科（修士論文).
細野知子 2015「長期の経過をたどる２型糖尿病者の生活における病いの経験：10 年を経て語り直すということ」『日本看護研究学会雑誌』38(4), 1-13.
細野知子 2016「慢性病者の経験の記述に関する一試論：“第二の人生”が主題となった語りを手がかりに」『看護研究』49(4), 300-307.
森一平 2018「人生が変わるとき：薬物依存からの「回復」の語りとライフストーリーの理解可能性」小林多寿子・浅野智彦（編）『自己語りの社会学：ライフストーリー・問題経験・当事者研究』新曜社 pp.202-233.
やまだようこ（編著）2000『人生を物語る：生成のライフストーリー』ミネルヴァ書房.
やまだようこ 2016「書評 桜井厚・石川良子（編）『ライフストーリー研究に何ができるか：対話的構築主義の批判的継承』」『社会言語科学』19(1), 221-223.

第二章

Manen, M. v. 1990 *Researching Lived Experience: Human science for an action sensitive pedagogy*. Althouse Press, Faculty of Education, University of Western Ontario.
Munhall, P. L. 2012 *Nursing Research: A qualitative perspective* (5th ed.).

『日本慢性看護学会誌』2(2), 49-56.
和田幹子 2020「糖尿病療養支援とスティグマ（特集 糖尿病とスティグマ：Cure, Care から Salvation(救済)へ)」『医学のあゆみ』273(2), 167-171.

第一章

Berglund, M. M. U. 2014 Learning turning points-in life with long-term illness-visualized with the help of the life-world philosophy. *International Journal of Qualitative Studies on Health and Well-being*, 9, 22842-22842.
Dahlberg, K., Dahlberg, H., & Nyström, M. 2008 *Reflective Lifeworld Research* (2nd ed.) Lund, Studentlitteratur.
Kjellsdotter, A., Berglund, M., Jebens, E., Kvick, J., & Andersson, S. 2020 To take charge of one's life -- group-based education for patients with type 2 diabetes in primary care - a lifeworld approach. *International Journal of Qualitative Studies on Health & Well-Being*, 15(1), 1-11.
アーサー・クラインマン／江口重幸・五木田紳・上野豪志（訳）1996『病いの語り：慢性の病いをめぐる臨床人類学』誠信書房.
井腰圭介 1995「記述のレトリック：感動を伴う知識はいかにして生まれるか」中野卓・桜井厚（編）『ライフヒストリーの社会学』弘文堂 pp.109-136.
石川良子・西倉実季 2015「ライフストーリー研究に何ができるか」桜井厚・石川良子（編）『ライフストーリー研究に何ができるか：対話的構築主義の批判的継承』新曜社 pp.1-20.
岸政彦 2015『断片的なものの社会学』朝日出版社.
クレール・マラン／鈴木智之（訳）2016『熱のない人間：治癒せざるものの治療のために』法政大学出版局.
グレッグ美鈴・麻原きよみ・横山美江（編著）2016『よくわかる質的研究の進め方・まとめ方：看護研究のエキスパートをめざして（第２版）』医歯薬出版.
桜井厚 2002『インタビューの社会学：ライフストーリーの聞き方』せりか書房.
桜井厚 2012『ライフストーリー論』弘文堂.
田中美恵子 1997「精神障害・当事者にとっての病いの意味：地域で生活する４人のライフヒストリーから」聖路加看護大学大学院看護学研究科博士後

相官邸発表資料）. URL: https://www.kantei.go.jp/jp/singi/kenkouiryou/suisin/ketteisiryou/dai2/siryou1.pdf
中尾友美・高樽由美・横田香世・正井静香・片岡千明・仲村直子 2015「有職2型糖尿病患者の経験するスティグマとその対処」『日本糖尿病教育・看護学会誌』19(2), 121-130.
仲沢富枝 2004「透析を受ける病者の「生活の編みなおし」の検討 糖尿病性腎症による向老期透析導入患者を焦点に」『日本看護科学会誌』24(2), 33-41.
中信利恵子 2003「入院を繰り返す糖尿病患者にとっての入院の意味」『日本赤十字広島看護大学紀要』3, 35-43.
日本看護科学学会看護学学術用語検討委員会第9・10期委員会 平成23年6月24日『看護学を構成する重要な用語集』公益社団法人日本看護科学学会.
日本糖尿病学会（編著）2020『糖尿病専門医研修ガイドブック：日本糖尿病学会専門医取得のための研修必携ガイド（改訂第8版）』診断と治療社.
日本糖尿病学会（編著）2022『糖尿病治療ガイド 2022-2023』文光堂.
野並葉子・米田昭子・田中和子・山川真理子 2005「2型糖尿病成人男性患者の病気の体験：ライフヒストリー法を用いたナラティブアプローチ」『兵庫県立大学看護学部紀要』12, 53-64.
ピエール・ウグ／黒江ゆり子・市橋恵子・寶田穂（訳）1995『慢性疾患の病みの軌跡：コービンとストラウスによる看護モデル』医学書院.
日野原重明 1998『「生活習慣病」がわかる本』ごま書房.
藤永新子・原田江梨子・安森由美・片岡千明 2013「2型糖尿病患者が初回教育入院を決意した「きっかけ」：自己管理継続のための動機づけ支援の検討のために」『日本慢性看護学会誌』, 7(1), 9-16.
細野知子 2005「入院を繰り返す2型糖尿病者の生活における病いの経験：ライフヒストリーの構成とその解釈を通して」（修士論文）静岡県立大学大学院看護学研究科.
光木幸子・土居洋子 2004「2型糖尿病成人期男性の感情」『日本糖尿病教育・看護学会誌』8(2), 108-117.
安酸史子 1997「糖尿病患者教育と自己効力」『看護研究』30(6), 473-480.
横山悦子 2014「コンコーダンス：慢性病をもつ人のコンコーダンス」『日本保健医療行動科学会雑誌』29(1), 115-118.
横田香世・土居洋子 2008「末梢循環障害により下肢切断に至った患者の思い」

佐藤純一 2000「「生活習慣病」の作られ方：健康言説の構築過程」佐藤純一・池田光穂・野村一夫・寺岡伸悟・佐藤哲彦『健康論の誘惑』文化書房博文社 pp.103-146.
佐藤千史 2002「ファジーな健康と生活習慣病」『臨牀看護』28(7), 1003-1004.
佐藤登美 1986a『看護過程：その実践的諸問題を解く』メヂカルフレンド社.
佐藤登美 1986b「“病” の意味：その秘儀なるものへ」『看護展望』11(13), 1234-1237.
ジェームス・O・プロチャスカ, ジョン・C・ノークロス／津田彰・山崎久美子（訳）2010『心理療法の諸システム：多理論統合的分析』金子書房.
下村裕子・河口てる子・林優子・土方ふじ子・大池美也子・患者教育研究会 2003「看護が捉える「生活者」の視点：対象者理解と行動変容の「かぎ」」『看護研究』36(3), 199-211.
白水眞理子・加賀谷聡子・藤澤由香・三浦幸枝 2009「虚血性心疾患を発症した糖尿病患者の病気と自己管理に関する語り」『日本糖尿病教育・看護学会誌』13(1), 4-15.
清野裕 2020「糖尿病とスティグマ：Cure、Care から Salvation（救済）へ」『医学のあゆみ』273(2), 141-143.
高岡勝代・大町弥生・平良陽子 2006「家族役割を担う女性糖尿病患者のセルフケア」『家族看護学研究』12(1), 22-31.
高橰由美・藤田佐和 2008「糖尿病で視覚障害をもつ人の生活の編みなおし」『高知女子大学看護学会誌』33(1), 17-27.
田中永昭・清野裕 2021「スティグマとアドボカシー（特集 糖尿病治療・研究の最前線 2021 糖尿病に対する新しい考え方）」『医学のあゆみ』276(5), 328-333.
塚原太郎 1997「「生活習慣病」という概念の導入について」『栄養学雑誌』55(5), 285-290.
辻口彩乃・稲垣美智子・多崎恵子・藤田結香里 2012「糖尿病腎症初期患者の診断時における身体の捉え方の様相」『日本糖尿病教育・看護学会誌』16(2), 125-132.
朽久保修 1999「生活習慣病とはなにか」『予防医学』(41), 1-5.
友竹千恵 2016「保健・医療研究　2 型糖尿病と診断された壮年期患者の受け止めと療養法に対する構え」『目白大学健康科学研究』(9), 37-46.
内閣官房健康・医療戦略推進本部 平成 26 年 7 月 22 日「健康・医療戦略」（首

した疾病対策の基本的方向性について（意見具申）」. URL: https://www.mhlw.go.jp/www1/houdou/0812/1217-4.html
厚生科学審議会地域保健健康増進栄養部会 2018（平成 30 年 9 月）「「健康日本 21（第二次）」中間評価報告書」. URL: https://www.mhlw.go.jp/content/000481242.pdf
厚生省 1997「厚生白書（平成 9 年版）」. URL: https://www.mhlw.go.jp/toukei hakusho/hakusho/kousei/1997/dl/04.pdf
厚生省発健医第 115 号 2000（平成 12 年 2 月）「21 世紀における国民健康づくり運動（健康日本 21）の推進について」. URL: https://www.mhlw.go.jp/www1/topics/kenko21 11/pdf/t0.pdf
厚生労働省 2007（平成 19 年 4 月 19 日）「新健康フロンティア戦略の策定について」. URL: https://www.mhlw.go.jp/web/t doc?dataId 00tb4966&dataType 1&pageNo 1
厚生労働省 2017（平成 29 年 9 月 21 日）健康局健康課栄養指導室栄養調査係「平成 28 年「国民健康・栄養調査」の結果：体格及び生活習慣に関する状況は、依然として地域差あり」. URL: https://www.mhlw.go.jp/stf/houdou/0000177189.html
厚生労働省 2020 年 5 月 15 日時点「第 3 期　特定健康診査・特定保健指導に関するQ＆A集」. URL: https://www.mhlw.go.jp/stf/seisakunitsuite/bunya/0000204930.html
厚生労働省 2020（令和 2 年 12 月）「令和元年国民健康・栄養調査報告」. URL: https://www.mhlw.go.jp/stf/seisakunitsuite/bunya/kenkou iryou/kenkou/eiyou/r1-houkoku 00002.html
厚生労働省 2022（令和 4 年 2 月 25 日）「第 17 回健康日本 21（第二次）推進専門委員会　資料」. URL: https://www.mhlw.go.jp/stf/newpage 24115.html
厚生労働省健康局総務課生活習慣病対策室 2011（平成 23 年 2 月 17 日）「健康寿命を延ばすための「Smart Life Project（スマート ライフ プロジェクト）」を開始」. URL: https://www.mhlw.go.jp/stf/houdou/2r98520000012r37.html
厚生労働省健発 0804 第 9 号 2021（令和 3 年 8 月 4 日）「国民の健康の増進の総合的な推進を図るための基本的な方針の一部を改正する件」及び次期健康増進計画策定作業等について（通知）」. URL: https://www.mhlw.go.jp/hourei/doc/tsuchi/T210811H0020.pdf

板村麻希子 2016「糖尿病患者が語るシックデイ・ルールに沿って対処が行えなかったシックデイの体験世界」『日本糖尿病教育・看護学会誌』20(1), 17-25.
稲垣暢成・幣憲一郎（監修）2014『糖尿病ハンドブック：糖尿病治療の基本は正しい食事から』ジョンソン・エンド・ジョンソン株式会社 . URL: https://www.jnj.co.jp/jjmkk/lifescan/asset/pdf/handbook/shokuji 1503.pdf
伊波早苗 2014「糖尿病看護における慢性性：血糖コントロールを目指す療養と生活との折り合いへの支援（慢性看護実践のエビデンス（第 3 回 -1)」『日本慢性看護学会誌』8(1), 32-36.
医療情報科学研究所（編）2020『看護過程の展開（看護がみえる vol.4)』メディックメディア.
上野美紀・青木きよ子 2016「2 型糖尿病患者が初回教育入院の効果を認知するプロセス」『日本慢性看護学会誌』10(2), 71-77.
浮ヶ谷幸代 2004『病気だけど病気ではない：糖尿病とともに生きる生活世界』誠信書房.
内潟安子 2003「トピックス２　ＤＡＷＮプロジェクトについて」『看護学雑誌』67(1), 55-58.
河井伸子・清水安子・正木治恵 2011「２型糖尿病とともにある人の連続性 (continuity)」『日本糖尿病教育・看護学会誌』15(2), 128-136.
川久保清 1990「生活習慣病と言われる成人病」『厚生』45(1), 17-20.
官報号外第 150 号 2012（平成 24 年 7 月 10 日）「国民の健康の増進の総合的な推進を図るための基本的な方針の全部を改正する件」. URL: http://www.mhlw.go.jp/stf/houdou/2r9852000002eyv5-att/2r9852000002eywv.pdf
黒江ゆり子 2002「病いの慢性性 chronicity と生活者という視点―コンプライアンスとアドヒアランスについて」『看護研究』35(4), 287-301.
黒江ゆり子 2020「保健医療におけるスティグマ：人々の内面の動きとアドボケイトとしてのあり方（特集 糖尿病とスティグマ：Cure, Care から Salvation（救済）へ)」『医学のあゆみ』273(2), 145-149.
黒江ゆり子・藤澤まこと・三宅薫 2006「看護学における「生活者」という視点についての省察 (焦点 看護学における「生活者」という視点：「生活」の諸相とその看護学的省察)」『看護研究』39(5), 337-343.
公衆衛生審議会成人病難病対策部会 1996（12 月 18 日）「生活習慣に着目

W H O 2016 Global report on diabetes. URL: https://apps.who.int/iris/rest/bitstreams/909883/retrieve
WHO 2021 WHO Discussion paper on the development of an implementation roadmap 2023-2030 for the WHO Global Action Plan for the Prevention and Control of NCDs 2023-2030. URL: https://www.who.int/publications/m/item/implementation-roadmap-2023-2030-for-the-who-global-action-plan-for-the-prevention-and-control-of-ncds-2023-2030
Yamakawa, M., & Makimoto, K. 2008 Positive experiences of type 2 diabetes in Japanese patients: An exploratory qualitative study. *International Journal of Nursing Studies*, 45(7), 1032-1041.
アーヴィング・ゴッフマン／石黒毅（訳）2001『スティグマの社会学：烙印を押されたアイデンティティ』せりか書房.
アーサー・クラインマン／江口重幸・五木田紳・上野豪志（訳）1996『病いの語り：慢性の病いをめぐる臨床人類学』誠信書房.
朝倉隆司 2001「ヘルスプロモーション、保健行動、健康リスクをめぐる医療社会学的論点」『栄養学雑誌』59(6), 263-269.
油野聖子・稲垣美智子 2013「教育入院を体験した２型糖尿病患者の身体に対する感覚的な印象」『看護実践学会誌』25(1), 16-26.
アルバート・バンデューラ（編）／本明寛・野口京子・春木豊・山本多喜司（訳）1997『激動社会の中の自己効力』金子書房.
アンセルム・L・ストラウス，ジュリエット・コービン，シズコ・ファガファウ，バーニィ・G・グレイサー，デイビッド・マインズ，バーバラ・サゼック，キャロライン・L・ワイナー／南裕子（監訳）木下康仁・野嶋佐由美（訳）1987『慢性疾患を生きる：ケアとクォリティ・ライフの接点』医学書院.
安藤太郎 2009「第３章　医療者の〈専門性〉と患者の〈経験〉」酒井泰斗・浦野茂・前田泰樹・中村和生（編）『概念分析の社会学：社会的経験と人間の科学』ナカニシヤ出版，pp.74-98.
石井均 1995「糖尿病におけるメンタルヘルスケアの必然性、その目標とするもの」『プラクティス』12, 27-34.
石井均・山本壽一・久保克彦・久保永子・加藤純子・吉政康直・矢倉俊洋 1993「糖尿病教育へのコンプライアンスに対する性格特性の影響：PF スタディによる検討」『糖尿病』36(6), 461-468.

Nicklett, E. J., & Damiano, S. K. 2014 Too little, too late: Socioeconomic disparities in the experience of women living with diabetes. *Qualitative Social Work*, 13(3), 372-388.

Oakley, L. D., Aekwarangkoon, S., & Ward, E. C. 2011 Successful holistic management of type 2 diabetes with depression: A very personal story. *Holistic Nursing Practice*, 25(2), 88-96.

Paterson, B. L. 2001 The shifting perspectives model of chronic illness. *Journal of Nursing Scholarship*, 33(1), 21-26.

Pilon, R., Bailey, P. H., Montgomery, P., & Bakker, D. 2011 The future is the present: Diabetes complication stories. *Journal of Nursing and Healthcare of Chronic Illnesses*, 3(3), 234-244.

Rayman, K., & Ellison, G. 2004 Home alone: The experience of women with type 2 diabetes who are new to intensive control. *Health Care for Women International*, 25(10), 900-915.

Smide, B., & Hörnsten Å. 2009 People's reasoning about diagnosis in type 2 diabetes. *Journal of Nursing & Healthcare of Chronic Illnesses*, 1(3), 253-260.

Stewart, M. A., Brown, J. B., Weston, W., McWhinney, I. R., Mcwilliam, C. L., & Freeman, T. 2003 *Patient-Centered Medicine: Transforming the Clinical Method* (2nd ed.). Radcliffe Medical Press.

United Nations Digital Library 2007 World Diabetes Day (Resolution adopted by the General Assembly on 20 December 2006 61/225). URL: https://digitallibrary.un.org/record/589515/files/A RES 61 225-EN.pdf

Watts, S., O'Hara, L., & Trigg, R. 2010 Living with type 1 diabetes: A by-person qualitative exploration. *Psychology & Health*, 25(4), 491-506.

WHO 1998 Correlation of the work of the world health assembly, the executive board abd the regional committee (Consideration of resolutions and decisions of the Fifty-first World Health Assembly and the Executive Board at its 101st and 102nd sessions) URL: https://iris.wpro.who.int/bitstream/handle/10665.1/7283/WPR RC049 19 WHA EB RC Resolutions 1998 en.pdf

WHO 2011 Global status report on noncommunicable diseases 2010. URL: http://www.who.int/nmh/publications/ncd report2010/en/

Goto, A., Takao, T., Yoshida, Y., Kawazu, S., Iwamoto, Y., & Terauchi, Y. 2020 Causes of death and estimated life expectancy among people with diabetes: A retrospective cohort study in a diabetes clinic. *Journal of Diabetes Investigation*, 11(1), 52-54.

Hörnsten Å, Norberg, A., & Lundman, B. 2002 Psychosocial maturity among people with diabetes mellitus. *Journal of Clinical Nursing*, 11(6), 777-784.

International Diabetes Federation 2021 *IDF Diabetes Atlas 2021 (10th ed)*. URL: https://diabetesatlas.org/atlas/tenth-edition/.

Lalonde, M. 1981『A new perspective on the health of Canadians』(Report No. H31-1374). Ottawa, Minister of Supply and Services Canada. URL: https://www.phac-aspc.gc.ca/ph-sp/pdf/perspect-eng.pdf

Lundberg, P. C., & Thrakul, S. 2011 Diabetes type 2 self-management among Thai Muslim women. *Journal of Nursing & Healthcare of Chronic Illnesses*, 3(1), 52-60.

Lundberg, P. C., & Thrakul, S. 2012 Type 2 diabetes: How do Thai Buddhist people with diabetes practise self-management?. *Journal of Advanced Nursing*, 68(3), 550-558.

Marcel, G. 1944 *Position et approches concrètes Du Myst re Ontologique, 2ième èdition.* Nauwelaerts/Vrin.『マルセル著作集』別巻所収 三雲夏生訳「存在論的秘義の提起と、それへの具体的な接近」春秋社.

Mathew, R., Gucciardi, E., De Melo, M., & Barata, P. 2012 Self-management experiences among men and women with type 2 diabetes mellitus: A qualitative analysis. *BMC Family Practice*, 13(1), 122-133.

Mead, N., & Bower, P. 2000 Patient-centredness: A conceptual framework and review of the empirical literature. *Social Science & Medicine*, 51(7): 1087-1110.

Morris, J. E., Povey, R. C., & Street, C. G. 2005 Experiences of people with type 2 diabetes who have changed from oral medication to self-administered insulin injections: A qualitative study. *Practical Diabetes International*, 22(7), 239-243.

Nguyen, A. T. 2014 Self-management of type 2 diabetes: Perspectives of Vietnamese Americans. *Journal of Transcultural Nursing*, 25(4), 357-363.

参考文献

序章

Abu-Qamar, M. Z., & Wilson, A. 2012. The lived experience of a foot burn injury from the perspective of seven Jordanians with diabetes: A hermeneutic phenomenological study. *International Wound Journal*, 9(1), 33-43.

Ågård, A., Ranjbar, V., & Strang, S. 2016 Diabetes in the shadow of daily life: Factors that make diabetes a marginal problem. *Practical Diabetes*, 33(2), 49-53.

Belloc, N. B., & Breslow, L. 1972 Relationship of physical health status and health practices. *Preventive Medicine*, 1(3), 409-421.

Bond, C. 2004 *Concordance: A Partnership in Medicine-taking*. Pharmaceutical Press, London.（クリスティーヌ・ボンド編／岩堀禎廣・ラリー・フラムソン（訳）2010『なぜ、患者は薬を飲まないのか？：「コンプライアンス」から「コンコーダンス」へ』薬事日報社）.

Clark, L., Vincent, D., Zimmer, L., & Sanchez, J. 2009 Cultural values and political economic contexts of diabetes among low-income Mexican Americans. *Journal of Transcultural Nursing*, 20(4), 382-394.

Cushing, A., & Metcalfe, R. 2007 Optimizing medicines management: From compliance to concordance. *Therapeutics and Clinical Risk Management*, 3(6), 1047-58.

Ekong, J. I., Russell-Mayhew, S., & Arthur, N. 2013 Optimizing diabetes literacy: Lessons from African Canadians in Calgary about type 2 diabetes diagnosis. *Canadian Journal of Diabetes*, 37(4), 231-236.

Fagerli, R. A., Lien, M. E., & Wandel, M. 2005 Experience of dietary advice among Pakistani-born persons with type 2 diabetes in Oslo. *Appetite*, 45(3), 295-304.

Funnell, M. M., Anderson, R. M., Arnold, M. S., Barr, P. A., Donnelly, M., Johnson, P. D., Taylor-Moon, D., & White, N. H. 1991 Empowerment: An idea whose time has come in diabetes education. *The Diabetes Educator*, 17(1), 37-41.

初出一覧

本書のいくつかの章は、ほかの媒体で既に紹介してきた。本書への掲載では、どれも本書に合わせて大きく加筆修正している。ここに初出を記し、再吟味のチャンスをいただいたことへの感謝としたい。

第1章

細野知子 2005「入院を繰り返す2型糖尿病者の生活における病いの経験：ライフヒストリーの構成とその解釈を通して」（修士論文）静岡県立大学大学院看護学研究科 .

細野知子 2015「長期の経過をたどる2型糖尿病者の生活における病いの経験：10年を経て語り直すということ」日本看護研究学会雑誌 , 38(4), 1-13.

細野知子 2016「慢性病者の経験の記述に関する一試論：“第二の人生”が主題となった語りを手がかりに」看護研究 , 49(4), 300-307.

第2章

細野知子 2017「2型糖尿病者における〈日常〉の現象学的記述」（博士論文）首都大学東京大学院人間健康科学研究科 .

細野知子 2019「食事療法の難しさを伝える糖尿病者における食事経験の現象学的記述」日本糖尿病教育・看護学会誌 , 23(1), 43-51. https://doi.org/10.24616/jaden.23.1 43

索　引

細野知子
日本赤十字看護大学准教授。
首都大学東京大学院（現東京都立大学大学院）人間健康科学研究科博士後期課程修了。博士（看護学）。
主な著書に『ワードマップ現代看護理論：一人ひとりの看護理論のために』（共著、新曜社、2021年）、『“生きるからだ”に向き合う：身体論的看護の試み』（共著、へるす出版、2014年）、『現象学的看護研究：理論と分析の実際』（共著、医学書院、2014年）など。

新曜社
病いと暮らす
二型糖尿病である人びとの経験

初版第1刷発行　2023年4月30日

著　者　細野知子
発行者　塩浦　暲
発行所　株式会社　新曜社
101-0051　東京都千代田区神田神保町3-9
電話（03）3264-4973（代）・FAX（03）3239-2958
e-mail：info@shin-yo-sha.co.jp
URL：https://www.shin-yo-sha.co.jp/

印　刷　星野精版印刷
製　本　積信堂

ISBN978-4-7885-1813-1 C1047